Svetlana Peunova

Die Methode der Svetlana Peunova

Svetlana Peunova

DIE METHODE DER
SVETLANA
PEUNOVA

Ein neues System zum ganzheitlichen Heilen

Aus dem Russischen von Lina Berova und David Kats

//////////////////////// SILBERSCHNUR ////////////////////////

Originaltitel: Азбука счастья. Книга I. »Главное о человеке«
Copyright © Samara, Svetlana-Peunova-Verlag (Isdatelski dom Svetlany Peunovoj), 2007

Copyright der deutschen Ausgabe
© 2008 Verlag »Die Silberschnur« GmbH

ISBN: 978-3-89845-243-4

1. Auflage 2008

Übersetzung aus dem Russischen von Lina Berova und David Kats
Gestaltung & Satz: P S Design, Lindenfels
Druck: Finidr, s.r.o. Cesky Tesin

Verlag »Die Silberschnur« GmbH · Steinstraße 1 · D-56593 Güllesheim

www.silberschnur.de
Email: info@silberschnur.de

INHALT

VORWORT

Verehrter Leser! Sie halten ein weiteres Buch aus der Sparte der heutzutage beliebten psychologischen Literatur in der Hand. Die Menschen interessieren sich für ihr inneres Leben und für die Ursachen des Misserfolgs, die verschiedener Natur sein können. Dieses Interesse kam um die Jahrtausendwende auf und wächst mit jedem Tag. Bücher, die zu diesem Thema veröffentlicht wurden, sind unzählig. Ist nicht schon alles gesagt worden? Was könnte man denn noch sagen? Wozu noch ein Buch, wie kann es sich denn von den bisher veröffentlichten unterscheiden?

Und trotzdem ist dieses Buch einzigartig. Die Grundlagen des Wissens darüber, wie die Welt und unser Leben in dieser Welt aufgebaut sind, sind hier sehr einfach dargestellt – es ist wie ein ABC. Doch vielleicht gerade dank dieser Einfachheit können die alten Wahrheiten sehr leicht aufgenommen werden: Diese Wahrheiten kehren die Ansichten eines Menschen um, lassen ihn seine Auffassungen von sich selbst und von seiner Umgebung total verändern. Genau damit lässt sich wohl auch die unglaubliche Anzahl der Heilungen und Verbesserungen im Leben der Leser dieses Buches erklären.

Das enorme Echo, das »Das ABC des Glücks«* auslöste, bewegte die Verfasser dazu, »Das ABC der Welt«* und die Reihe »Lehrbücher der Lebenswahrheiten«* zu schreiben. Hier wird, im Gegensatz zum ersten Buch, auf die Grundfragen eingegangen, die für jeden von uns von großer Wichtigkeit sind, wie etwa persönliches Glück, Familie, Gesundheit, Geld, Karriere usw.

Erschienen sind »Bemerkungen zur Erinnerung«* (s. S. 223), wo die Grundlagen der Existenz jedes einzelnen Menschen und der Menschheit als Ganzes in knapper Form dargelegt sind. Diese Bücher geben einen kräftigen Anstoß, über das eigene Leben nachzudenken und es eventuell auch zu überdenken.

Alle Bücher entstammen der Praxis des Zentrums für holistische Medizin, aus dem auch eine eigene Schule entstanden ist, die ihrerseits später zur *Svetlana Peunova-Entwicklungsakademie* wurde. Die Schule, die Methodik und auch das Buch sind unauffällig, ganz von alleine aufgewachsen, wie es die Kinder, die Bäume, die Städte tun ...

Die Auffassung der Autorin vom Ursprung menschlicher Probleme geht auf langjährige Erfahrungen als Heilerin zurück, auf die Notwendigkeit, Menschen zu helfen. Zwölf Jahre lang gaben das Leben und die Patienten der Autorin viele Fragen auf, die alle beantwortet werden wollten.

»Ich hatte interessanterweise nie in den Büchern, selbst nicht in denen bekannter Autoren, nach Informationen gesucht. Dafür hatte ich einfach keine Zeit«, so Svetlana Peunova.

»Von acht Uhr morgens bis elf Uhr nachts arbeite ich mit Menschen, ohne Feiertage oder Urlaub. Wenn sich in meinem anstrengenden Leben eine freie Minute ergibt, verbringe ich sie lieber damit, geistige Bücher zu lesen (Orthodoxie, Buddhismus und ›Agni Yoga‹) und mit der Suche nach Antworten in mir selbst, beim Meditieren. Ich bin der Meinung, dass die Betrachtung Grundlage der Erkenntnis ist. Dies wurde mir bei der Schulung im Vipassana-Meditationszentrum in Nepal bewusst.

Meine Methodik habe ich langsam, Tag für Tag, Jahr für Jahr er-arbeitet. Die Probleme jedes Schülers und Patienten versuchte ich, ganz individuell zu lösen. Nachdem ich mit mehr als tausend Men-schen als Heilerin Erfahrungen gesammelt hatte, wurden mir typi-sche Gemeinsamkeiten zwischen den Problemen und Fehlern sowie im Charakter verschiedener Menschen bewusst. Ich begann, diese zusammenzufassen.

Es sei bemerkt, dass ich schon vor vielen Jahren zu dem Schluss kam, dass sich das wichtigste Prinzip unseres Lebens im russischen Sprichwort ›Man sät einen Charakter und erntet ein Schicksal‹ wi-derspiegelt. Jedes Mal, wenn man eine Lebensaufgabe lösen muss, sollte man sich klar machen, welche Verzerrungen in der Wahrneh-mung seiner Selbst und der Welt man damit auslöst. Von außen ist das häufig leicht zu erkennen, sich aber von innen zu verstehen, ist eine schwierige und fast unlösbare Aufgabe.

Aufgrund der Notwendigkeit, die sich aus meinem Leben ergab – der Notwendigkeit, den Menschen beizubringen, wie sie sich selbst verstehen lernen und die Fehler ihres Lebens schnell erkennen und korrigieren können – entwickelte ich meine eigene Methodik zur schnellen Änderung des Charakters und zur Erweiterung der Welt-anschauung. Das Wertvollste an meiner Methode ist meiner Mei-nung nach, dass sie vom Leben selbst geschaffen und geprüft wurde. Schnell, wie im Märchen, ändern sich die Verhältnisse zwischen den Mitgliedern einer fast zersplitterten Familie, oder unheilbare Erkran-kungen gehen zurück.

Ich glaube, dass meine Methode sich von den anderen, die man heute kennt, prinzipiell unterscheidet. Alle bisherigen Methoden vermitteln dem Menschen die wichtigsten Lebensregeln mit Worten, von außen, wie ein Referent, der zum Publikum spricht. Das Publi-kum hört dem Referenten jedoch nicht immer zu, versteht ihn nicht immer und möchte überhaupt nicht das Leben des Referenten leben, da dies schwer ist. Wie viele geistige Lehren, Schriften und Lehrer auch auf diese Welt kommen, sie können diese doch nicht von der Stelle bewegen. Die geistige Entwicklung des Menschen und der Gesellschaft lässt zu wünschen übrig.

Meine Methode vermittelt den Schülern wichtigste Begriffe der Weltanschauung, die allen wahren Religionen, die wir kennen, gemeinsam sind. Aus den Tiefen ihres Bewusstseins tauchen diese Begriffe in den Schülern wie von selbst auf, ohne Gewalt oder äußere Beeinflussung. Man muss sie nicht einmal mit Worten erklären. Die Schüler beginnen von selbst, die Welt anders zu sehen, da die Kenntnisse, die ihnen übermittelt werden, auf den natürlichen Grundsätzen der geistigen Entwicklung des Menschen beruhen. Das natürliche Streben des Menschen nach Harmonie und ein inneres Verständnis dieser Harmonie hat jeder von uns von seiner Geburt an. Das Lernen und die Übermittlung der Lebenserfahrung des Heilkundigen an die Schüler läuft bei meiner eigens entwickelten Methode schnell und natürlich ab.

Die wichtigsten Informationen, inneres Wissen und innere Empfindungen, werden von einem Menschen an den anderen über ein Feld übermittelt. Diese Informationen kann man nicht aufnehmen, wenn man z. B. den Text in einer Zeitschrift liest. Information schwebt in der Luft. Das für die meisten geistigen Praktiken übliche Beziehungsmodell ›Schüler-Lehrer‹ ist ganz normal. Das war bei der Weitergabe des Wissens oder auch des Handwerks schon immer so. Durch Beziehungen dieser Art können Weisheit, Ruhe und Erlangung der Lebenskunst gewährleistet werden.

Die Bewusstseinserweiterung erfolgt im beschleunigten Tempo und wird zu einer natürlichen Gabe des Schülers, die von ihm selbst nicht mehr zu trennen ist. Anders gesagt, es ist so, als würde ein Mensch in seinem Leben mehrere Leben durchleben und dabei eine riesige Lebenserfahrung erwerben.

›Die Methode zur Wiederherstellung des natürlichen und harmonischen funktionellen Zustands des menschlichen Organismus‹, die wir Ihnen anbieten, ist in der Russischen Föderation patentiert.

Diese Methode bezeichne ich bildlich als ›von Hand zu Hand‹. Genau so werden das Wissen und die Fähigkeiten bei den Heilern in einem Dorf weitergegeben. Der Heiler braucht seinem Nachfolger nur eine Sache in die Hand zu geben, und der Nachfolger, ohne zu wissen, wie es dazu kam, verfügt auf einmal über das gesamte Wissen und die Heilmethoden, über die sein Vorgänger verfügte.

Diese Methode wird sowohl von den ›weißen‹ als auch von den ›schwarzen‹ Zauberern verwendet. Heute versucht man, sie durch Beeinflussung des Unterbewusstseins zu erklären, wie etwa bei Ilona Dawydowa, die eine Methodik zum schnellen Erwerb der Fremdsprachenkenntnisse erfunden hat. Die Aufnahme der Information aus einem ›Feld‹ (über das Unterbewusstsein) findet heute auf alle Fälle breite Anwendung in unserer Gesellschaft.

Unsere Information steht allen Interessierten offen.

Wir freuen uns, Wissen zu teilen, das hilft, durch das Leben zu gehen.

Entwickelnder und heilender Unterricht setzt sich bei meiner Methodik aus zwei Teilen zusammen: Vorträge und autogenes Meditationstraining mit Elementen der psychologischen Selbstanalyse.

Die Vorträge erweitern den Horizont des Menschen. Er erwirbt notwendiges Wissen über den Aufbau der Welt, die ihn umgibt, und über die energetisch-informativen Komponenten dieser Welt. Dieses Wissen ist in einer sehr einfachen und für jeden verständlichen Sprache dargestellt und lässt sich leicht erklären.

Das autogene Meditationstraining basiert auf den klaren Gesetzen der Psychologie und bietet dem Menschen die Möglichkeit, sich selbst zu verstehen und zu erforschen. Das autogene Meditationstraining beinhaltet Elemente der ›energetischen Informationslehre‹, der Psychoanalyse, der Selbstanalyse und der Musiktherapie. Die Wirkung des autogenen Trainings ist den Elementen alter buddhistischer Vipassana-Meditationstechniken (Einsichtsmeditation) zu verdanken. Diese Technik arbeitet mit Gedankenbildern: Negative Bilder werden dabei in positive umgewandelt, und der Mensch lernt, seine eigenen Energieströme durch Emotionen, Gedanken und Bilder zu steuern. Es werden auch Möglichkeiten der ›Wortflechtung‹ genutzt, eines besonderen Sprachrhythmus', den man noch in der Kiewer Rus kannte. Diese Methode ist jedem zugänglich, der sich verändern will, um mit den Gesetzen des Seins immer mehr in Einklang zu kommen.

Der menschliche Charakter ändert sich bei praktischer Anwendung des autogenen Trainings, das zur Änderung des Charakters geeignet ist. Ich entwickle die Techniken des autogenen Trainings, die auf den heutigen Menschen zugeschnitten sind und die die für ihn typischen Charakterfehler korrigieren können: Sie befreien den Menschen von Hast, Zeitverlust, Ängsten, Gekränktsein, Minderwertigkeitskomplexen, Faulheit usw.

In diesem Buch sind einige autogene Trainingsmethoden ausschnittsweise aufgeführt. Wenn Sie diese Textabschnitte lesen, sollten Sie versuchen, sich deutlich vorzustellen, worum es geht, und auf Ihre Gefühle hören, die beim Lesen entstehen. Natürlich ist die Wirkung viel stärker, wenn Sie das Training auf eine Audiokassette im langsamen Sprechtempo, mit Gefühl und Ausdruck, aufzeichnen, wobei Sie nach jedem Absatz eine Pause machen, sodass Sie Zeit haben, über den Inhalt nachzudenken. Man sollte sich die Trainingseinheiten mehrmals am Tag mit geschlossenen Augen anhören, bis die einzelnen Sätze im alltäglichen Leben von selbst aus Ihrem Gedächtnis hochkommen.

Um die Funktionsweise des autogenen Meditationstrainings zu verstehen, muss man Folgendes wissen: Alles Negative und Belastende, das wir erleben, bleibt in allen Schichten unserer Aura bis zum Ende unseres Lebens erhalten. Man kann sich aber von dieser Last der Vergangenheit befreien. Wir betrachten uns selbst und beginnen, alles, was wir in diesem Leben erlebt haben, unter einem anderen Blickwinkel zu sehen. Was geschieht in dieser Zeit mit den Energien unserer Aura?

Wir wissen, dass die Zellen unseres Körpers sich verschlacken können, und wir kennen viele Entschlackungssysteme (Entschlackung der Leber, des Darms nach *Semenowa* oder *Malachow* usw.). Ähnlich sammeln sich beim autogenen Training alle durch Stress entstandenen negativen Energien in besonderen Gebilden (Blöcken) an und werden aus der Aura in den Raum ausgestoßen.

Doch auch der Raum sollte nicht verschmutzt werden. Daher hat die Natur einen weiteren Mechanismus zur Reinigung vorgesehen: die Energietransmutation. Unter Transmutation der Energie versteht man die Umwandlung der negativen Energie in positive. Diesen Vorgang kann man als Erleuchtung des Bewusstseins bezeichnen. Die Ansammlung dunkler Energien wird im Nu hell, wenn einem Menschen seine Irrtümer bewusst werden. So erwirbt man Lebenserfahrung nach dem Prinzip: Man lernt aus seinen Fehlern. Wie schön, dass sich all unsere Fehler zur Lebensweisheit umwandeln lassen! Das gelingt jedoch leichter, wenn man von einem Lehrer begleitet wird.

Im Laufe des Lehrgangs befreien sich die Schüler von den psychologischen Blöcken. Dazu erleben sie beim Training die negativen Emotionen ihrer Vergangenheit neu und betrachten die negativen Gedanken aus dieser Vergangenheit noch einmal. Hier geht es darum, das Negative nicht weiterzuentwickeln, sondern unvoreingenommen zu betrachten und neu zu verstehen.

Nachfolgend haben wir ein paar Informationen darüber niedergeschrieben, wie autogenes Meditationstraining entstand und auf welchen Gesetzen des Raumes es aufbaut.

Auf Einladung von *Valeri Lobankow*, Doktor der Physik und Mathematik und Assistent *Ernst Muldaschews,* der die Reise in das Himalaja-Gebirge unter der Schirmherrschaft der UNO organisierte, besuchte ich 1998 das Vipassana-Meditationszentrum im Himalaja-Gebirge unweit von Katmandu, der Hauptstadt Nepals. Dort lernte ich im Laufe von zwei Wochen diese äußerst komplizierte

Meditationstechnik. *Buddha Shakyamuni* übte sich übrigens acht Jahre in der Vipassana-Meditation, wonach er die vollkommene Erleuchtung erreichte.

Der heutige Mensch lebt im ständigen Stresszustand. Dauerstress führt zu Störungen in der Regulation durch das Zentralnervensystem, was wiederum Störungen in der Funktion der Körperorgane zur Folge hat.

Glücklicherweise ist es auch möglich, diese Veränderungen rückgängig zu machen. Dazu ist es notwendig, den Ursprung der Lebensprobleme zu erkennen. So kann man sich vom Stress befreien und dadurch die Funktionen des Nervensystems normalisieren. Der Organismus baut seine Kräfte wieder auf, häufig vollständig. Denn der menschliche Körper ist ein starkes selbstheilendes System.

Dies ermöglicht die Heilung der Patienten sowie der Hörer der Akademie und ihrer Familienmitglieder, auch wenn diese selbst die Akademie nicht besuchen (über energetische Informationskanäle zwischen den Verwandten). Geheilt werden Hautkrankheiten, Allergien, Funktionsstörungen. Der Akademie sind genügend Fälle bekannt, die dafür sprechen, dass auch das Buch die Menschen von psychologischen Blockaden und Störungen des Energiewechsels befreien, ihre Aura und somit auch ihr Schicksal und ihre Gesundheit harmonisieren kann.

Die Studierenden unserer Akademie beschrieben viele Fälle, in denen z. B. das Sehvermögen wiederhergestellt, Wirbelsäulen- und Gelenkkrankheiten (u. a. zur Operation vorgesehene Fälle) sowie andere Erkrankungen geheilt wurden (bis zur Aufhebung der Behinderung). Eine junge Frau konnte sogar von ihrer Unfruchtbarkeit geheilt werden ...

Eine junge Frau aus Sysran, die wegen multipler Sklerose 17 Jahre lang Behinderte zweiten Grades war, sich ohne fremde Hilfe so gut wie nicht bewegen sowie nicht sprechen konnte und pflegebedürftig war (sie wurde am Arm in die Vorträge geführt), fuhr schon nach einem Monat an der Akademie alleine im Bus, sprach flüssig und schrieb Gedichte. Heute ist sie eine lebensfrohe junge Frau, die ihre Wohnung gerne selbst renoviert.

Eine andere junge Frau, die mit 14 ihr Hörvermögen fast vollständig verloren hatte, hörte bereits nach zwei Unterrichsstunden immer besser, und heute hat sie keine Hörprobleme mehr. Vor der Akademie konnte sie keine Telefongespräche führen, und sie bat immer jemanden, den Hörer zu nehmen; dann las sie das Gespräch an seinen Lippen ab. In den ersten Unterrichtsstunden saß sie neben den Lautsprechern in der ersten Reihe, konnte aber trotzdem nicht hören, was der Sprecher auf der Bühne sagte. Seitdem sind nunmehr aber schon sieben Jahre vergangen, und das gute Ergebnis bleibt erhalten.

Ein fünfjähriger Junge mit grauem Star an beiden Augen hatte schon eine misslungene Operation zum Einsatz eines Linsenimplantats an einem Auge hinter sich. Er konnte fast nichts sehen. Nach zwei Monaten an der Akademie konnte er aber bereits sagen, welche Uhrzeit die Uhr an der Wand anzeigt.

Geheilt wurden auch viele Bandscheibenvorfälle (das beeindruckendeste Beispiel war ein Patient mit vier Bandscheibenvorfällen), die den Patienten unerträgliche Schmerzen bereiteten. Die Bandscheibenvorfälle und somit auch die Schmerzen gehen in der Regel nach drei bis fünf Trainingseinheiten zurück.

Bei einem jungen Mädchen, das unter schwerer Skoliose durch unterschiedliche Beinlängen (1,5 cm Unterschied) litt, sind die Beine nach dem Studium an der Akademie gleich lang geworden.

Langjährige Psoriasis und Neurodermitis, die die gesamte Körperoberfläche unserer Schüler befallen, verschwinden spurlos.

Eine der Besonderheiten der Methodik liegt darin, dass die Menschen über ihre Verwandten, die an der Akademie studieren, geheilt werden können. So können übrigens nicht nur Menschen, sondern auch Tiere selbst über Entfernungen hinweg geheilt werden.

Eine Frau aus der Stadt Toljatti wollte ihrem Neffen helfen und wandte sich an uns. Der achtjährige Junge bekam zwei Jahre lang

Hausunterricht, da er sozial gestört war und keine fünf Minuten still sitzen konnte, er hatte keine Kontrolle über sein Verhalten. Nach einem Monat, den seine Tante an der Akademie verbrachte, besuchte ihr Neffe eine normale Schule und folgte gerne dem Unterricht. Unterschiede zu anderen Kindern waren nicht mehr festzustellen.

Ein weiteres fünfjähriges Kind, bei dem geistige Zurückgebliebenheit diagnostiziert wurde und das mit zwei Jahren zu sprechen aufhörte, begann nach zwei Monaten, die seine Großmutter an der Akademie studierte, zu schreiben, zu lesen, zu sprechen und zu malen.

Man könnte noch weitere Beispiele nennen, denn an der Akademie haben über zehntausend Menschen studiert, doch wir denken, dass die aufgeführten Beispiele eindrucksvoll genug sind.

Warum nun bringt die Methodik so gute Ergebnisse? Ich denke, weil ich die Ursache aller Nichtausgeglichenheit im menschlichen Leben gefunden habe. Diese Ursache liegt in den Gesetzen, auf denen die Welt, in der wir leben, aufgebaut ist und lässt sich wissenschaftlich erklären. Man muss die Verletzung dieser Gesetze feststellen und sie beseitigen.

Meine Krankheitsgeschichte begann im Juni-Juli 2001. Ich bekam Schmerzen im Bereich des Hüftgelenks. Doch ich machte mir am Anfang nicht viel daraus, in der Hoffnung, dass die Schmerzen wohl von der Müdigkeit oder von der Arbeit auf meinem Grundstück (eine Datscha) kommen. Außerdem begannen die Schmerzen in der ›Hochsaison‹, wo man auf seinem Grundstück gewöhnlich viel zu tun und keine Zeit für Ärzte hat. Doch dann wurden die Schmerzen unerträglich und ließen keinen Augenblick nach. Ich musste mich an Ärzte wenden. Bei mir wurde linksseitiger Ischias festgestellt, den man intensiv zu behandeln begann. Zur

Therapie gehörten manuelle Massage, Elektromassage, Elektrolaser-Therapie, Elektromagnet-Therapie und Akupunktur. Hinzu kamen noch vier Injektionen am Tag, die teuer und äußerst schmerzhaft waren. Die Wirkung blieb jedoch aus. Ich verfiel in Verzweiflung und Missmut, wegen der Injektionen spürte ich zusätzlich ständige Schmerzen (weil bei den intravenösen Injektionen ständig in die Venenwände gestochen wird), zumal diese Injektionen gerade für uns Männer, wie ich auch an anderen sehen konnte, besonders schmerzhaft sind. Und auch die finanziellen Ausgaben wollten kein Ende nehmen.

Es war reiner Zufall, dass mein Sohn Dima vor meiner Krankheit das Buch von Svetlana Peunova ›Das ABC des Glücks‹ kaufte. Ich las aber äußerst selten darin, da ich sehr beschäftigt war. Aber bei einem Gespräch mit Svetlana Peunova bat mein Sohn Dima sie, sich das Ganze anzusehen, damit sie sagen könne, an welcher Krankheit ich denn wirklich leide. Svetlana sagte, dass nicht meine Muskeln die Ursache meines Leidens seien, sondern die Gelenke, die zerfallen, und dass ich zur Bestätigung eine Röntgenaufnahme machen solle. Beim Röntgen bestätigte sich Svetlanas Prognose – es handelte sich um Arthrose.

Der Röntgenarzt sagte mir, dass ich keine Chancen auf eine Besserung hätte und er mir auch keine wirksamen Empfehlungen geben könnte. Mir blieb nur eine Hoffnung: das Zentrum ›The Way to the Sun‹, wie die Akademie damals hieß (zu jenem Zeitpunkt wusste ich schon viel davon). Zu dieser Zeit ergab sich jedoch die Möglichkeit, nach Adler zur Kur zu fahren. Es heißt, die Hoffnung stirbt zuletzt, und so beschloss ich hinzufahren. Weniger in der Hoffnung, dass meine Krankheit heilt, als mehr in der Hoffnung, mich geistig zu erholen. Darüber hinaus würden mir Meerwasser und die frische Luft sicher gut tun.

Während der Kur betete ich jedoch ständig, las aufmerksam und detailliert ›Das ABC des Glücks‹, bat Svetlana Peunova gedanklich um Hilfe. Ich verließ die Kur in einem äußerst desolaten Zustand.

Nach meiner Rückkehr las ich weiterhin das Buch, änderte nach Möglichkeit meinen Charakter, befolgte die Ratschläge von Svetlana Peunova und fasste den Entschluss, Schüler des Zentrums zu werden. Das bin ich auch geworden. Und die Schmerzen gingen allmählich zurück. Nach all den Qualen, die ich erleben musste, empfand ich das als Wunder. Ich weiß genau, wem ich diese Heilung zu verdanken habe. Erstens Svetlana Peunova, von der ich lernte, wirklich an die Gerechtigkeit des Weltalls zu glauben, zweitens den Heilkräften, die im ›ABC des Glücks‹ selbst liegen.

Vielen, vielen Dank an Svetlana Peunova, möge ihr Gott Gesundheit, Glück und Unermüdlichkeit bei unserer geistigen und körperlichen Heilung geben.

I. N. A. im Januar 2002

Unsere Gesundheit wird von der Energie bestimmt, die in ihrer Vibrationsfrequenz der irdischen Ebene des Seins am nächsten kommt. Unser Schicksal wird von der gleichen Energie bestimmt, die aber auf einer anderen, höheren Ebene liegt. Für unsere Gedanken und Gefühle ist die Energie der astralen und der mentalen Ebene des Raumes verantwortlich. Man braucht kein Naturtalent zu sein, um die Bewegung und Wechselwirkung dieser Energien spüren und verstehen zu lernen. Denn sie bestimmen unsere Gesundheit, unser Schicksal und sogar die Entwicklung unserer Fähigkeiten.

Nach und nach, als wir die Kommunikation mit der Energie- und Informationsumgebung und die Kenntnisse darüber vertieften, haben meine Schüler und ich gelernt, ohne Worte zu kommunizieren, was keine übernatürliche Fähigkeit ist. Es ist einfach nur ein Lebensstil.

Auch du, lieber Leser, kannst mir in deinen Gedanken eine Frage stellen, wenn du dieses Buch liest, und das nicht nur einmal. Du wirst merken, dass das Leben dir bald eine Antwort gibt, über ein Buch, eine Person oder durch eine unerwartete Eingebung. Du kannst mich auch in verschiedenen Situationen um Hilfe bitten, nachdem du mich über ein Foto kennen gelernt hast. Wenn deine Bitte aufrichtig und wirklich *genau an mich gerichtet* ist, werde ich dich sicher im Raum hören und dir helfen. Ich helfe besonders gerne Schülern und Studenten sowie Menschen, die sich auf Reisen befinden. Auch in kritischen Situationen oder bei gesundheitlichen Problemen wird Hilfe gewährt. Aber dies ist nur der Beginn unserer Zusammenarbeit. Und wie im Märchen werde ich nicht mehr als drei deiner Wünsche auf diese Weise erfüllen können.

1996 entstand aus dem Zentrum holistischer Medizin ›The Way to the Sun‹ die Schule für geistige Entwicklung und Heilkunst, die sich in zehn Jahren zur Svetlana-Peunova-Entwicklungsakademie entwickelte. Die Umwandlung der Schule zur Akademie ist kein Zufall. In dieser Zeit konnten mehr als zehntausend Menschen ihr Leben positiv verändern, sehr viele Erfahrungen wurden hierbei gesammelt, und es wurden Dutzende von Filialen eröffnet. Da aber das erste Buch, ›Das ABC des Glücks‹, viel früher als die Akademie entstand, sprechen wir auch im Buch von der Schule, die ich als Direktorin leitete.

Ich will nicht behaupten, dass nur unser Weg der einzig richtige ist. Die Menschheit hat im Laufe ihrer Geschichte viele Wege der geistigen Entwicklung gefunden. Aber für die Richtigkeit unseres Weges sprechen die Ergebnisse unserer Arbeit. Hier sind sie in Form von Berichten der Hörer unserer Akademie dargestellt.

Einmal bekam ich von der Gemeinde der Altgläubigen Samaras mit dem Boten (ein auffallender Mann in einer alten Poddevka und

Filzstiefeln) eine Liste von Fragen. Die letzte davon hieß: ›Sie haben sich eine große Sache vorgenommen. Aber wo ist das Kriterium dafür, dass Sie auf dem richtigen Weg sind?‹ Ich sagte: ›Wie überall auf der Welt, so ist auch in unserer Arbeit die Praxis das Kriterium.‹ Unsere Praxis zeigt positive Veränderungen im Leben, im Schicksal und in der Gesundheit unserer Schüler und ihrer Familienmitglieder (auch derjenigen, die die Akademie selbst nicht besuchen).

Eine Vielzahl von Begegnungen mit den Vertretern verschiedener gesellschaftlicher Organisationen, mit den Massenmedien, das Interesse der Schulmedizin sowie das von Bildungseinrichtungen an uns überzeugen mich immer mehr davon, dass unsere Arbeit auch bei Menschen Ansehen genießt, die uns nicht persönlich kennen. Wir bekommen viele Briefe und Anrufe mit Fragen zur Arbeit der Akademie sowie zum Inhalt der Methodik. All das war für die Veröffentlichung dieses Buches ausschlaggebend.

Manchmal fällt es mir leichter, mit Gedichten zu sprechen, da sie den Gedanken klarer und stärker formulieren und das Herz erreichen, daher nehme ich sie in meine Vorträge auf (im Buch sind diese Gedichte ohne Angabe des Autors angeführt). Die gleiche Aufgabe (eine Gedankenkonzentrierung) erfüllen auch die Aphorismen, die in meiner Methode als psychologische Einstellungen bezeichnet werden können. Am Anfang schrieb ich für jeden Schüler persönliche Einstellungen, die die räumliche Harmonie in seinem Bewusstsein wiederherstellten und die Verzerrung des Prinzips korrigierten. Da aber immer mehr Hörer an unsere Akademie kamen, reichte die Zeit bald nicht mehr aus, jeden Schüler zu analysieren, und so begann ich, ihre typischen Fehler in verallgemeinerte Regeln zusammenzufassen. Im Text stehen sie in Rahmen hervorgehoben, ähnlich wie Faustregeln in den Schulbüchern.

Dieses Buch ist die Einführung in meine eigens entwickelte Methodik, ein ABC des Glücks und der Gesundheit, das jedem zugänglich ist. Man sollte das Buch nicht als literarisches Werk lesen, denn es ist mit einer großen Menge an Energie und Information geladen, und Ihr Energieaufnahmevermögen ist begrenzt. Um das Material besser aufzunehmen, lesen Sie daher am besten maximal ein Kapitel pro Tag. Den Rest des Tages sollte man dann darüber nachdenken. Sie können sich natürlich auch anderen Beschäftigungen widmen, das Unterbewusstsein wird trotzdem arbeiten. Sie werden dann feststellen, dass Sie sich fast alle Aussagen eingeprägt haben, und mit der Zeit werden Sie diese immer tiefer verstehen.

Nun wollen wir uns kennen lernen ...

Kapitel 1

WIR ALLE WOLLEN GLÜCKLICH SEIN

In unserem Leben können wir Rechtfertigung finden, wir können aber auch Gesundheit, Liebe, Verständnis, Abenteuer, Reichtum und Glück finden. Wir schaffen unser Leben kraft unserer Wahl. Wir fühlen uns absolut hilflos, wenn wir nicht die Möglichkeit haben, eine Wahl zu treffen, unser Leben selbst zu gestalten.

Richard Bach

Wir nehmen am Straßenverkehr teil, ohne seine Regeln zu beherrschen: Wir leben in einer Welt und wissen nicht, wie diese aufgebaut ist. Dieser Weg führt zum Unfall.

Wir leben, also fühlen, denken, sprechen, handeln und greifen wir in den Energiefluss im Raum ein. Denn alle wissen, dass menschliche Gedanken eine starke Kraft sind. Eine Kraft – aber welche? Gut oder böse? Auch Gefühls- und emotionale Ausbrüche kennt jeder. Aber braucht sie auch die Welt? Nur wenige von uns machen sich Gedanken darüber, was unsere Gedanken und Gefühle der Welt bringen.

Wir haben uns darüber Gedanken gemacht. Und die Analyse unseres Lebens, unserer Handlungen und der Vergleich zwischen dem Außen- und dem Innenleben haben gezeigt, dass das innere Leben um Wesentliches wichtiger ist. Denn unser Innenleben ist die Ursache unserer Erfolge und Misserfolge. Die Außenwelt reagiert nur auf Impulse, die unsere Innenwelt aussendet. Wenn wir lernen, die Reaktion der Welt, des Raumes, des Lebens auf unsere Handlungen (denn Gedanken und Gefühle sind auch Handlungen) vorauszusehen, dann nimmt uns die Welt in ihre Arme auf. Probleme werden sich zu interessanten Lektionen umwandeln, und wir werden sie lösen, um in dieser Welt noch etwas zu lernen.

Die Erde fliegt im Raum und ist den Energieströmen vieler anderer Planeten ausgesetzt. Diese Ströme ändern sich mit jeder Minute, jedem Tag, jedem Jahrtausend. Wir treten in ein Zeitalter ein, das unter der Macht ganz anderer, dem Menschen noch unbekannter Energien steht. Es handelt sich dabei um einen intensiven Fluss kosmischer Strahlen, in den die Erde zurzeit eintritt und der eine nie zuvor beobachtete Frequenz und Spannung aufweist. Davon sprechen auch die Wissenschaftler, die Physiker. Noch nie in seiner gesamten Geschichte stand unser Planet unter dem Einfluss derart starker Vibrationen. Alle Religionen haben dieses Zeitalter vorausgesagt. Im orthodoxen Christentum beispielsweise wird unser Zeitalter als Jüngstes Gericht bezeichnet (»Die Offenbarung des Johannes«).

Das Energiesystem des Menschen ist oft nicht bereit, diese Energien ungewöhnlich hoher Frequenz zu verarbeiten (im Agni Yoga werden sie als »kosmisches Feuer« bezeichnet), und fällt aus, wie Elektrogeräte, die an eine Steckdose mit zu hoher Netzspannung angeschlossen werden. So hat sich laut Statistik in letzter Zeit die Anzahl der Todesfälle stark erhöht. In der Medizin hat sich gar eine besondere Richtung entwickelt, die Katastrophenmedizin. Sogar eine Gesellschaft für Katastrophenmedizin wurde gegründet, da in unserer Gesellschaft die Naturkatastrophen schon alltäglich sind. Epidemien,

Naturkatastrophen, technologische Katastrophen ... Warum passiert das alles?

Wir leben in einer interessanten Zeit – nicht nur an der Jahrhundert-, sondern auch an der Jahrtausendwende. Früher wurden diese Zeiten als »Zeiten der Wirren« bezeichnet, weil sie den Wechsel räumlicher Energien mit sich bringen (denn der Raum besteht aus Energie), dabei bricht alles Gewohnte, was uns umgibt, zusammen.

Wie in früheren Zeiten, werden Menschen geboren, leiden und gehen, ohne über das wichtigste Ziel ihres Lebens nachzudenken. Ein stetes Streben nach Wohlstand, übertriebenem Komfort und Genuss führten in letzter Zeit dazu, dass der Mensch den Glückszustand künstlich herbeiführte, mithilfe von Genussmitteln wie Alkohol, Zigaretten oder Drogen und Vergnügungen wie Casinos oder Bordellen.

Menschen verstehen nicht, dass sie sich vom Nervenkitzel und Spaß nicht besetzen und steuern lassen dürfen. Durch den falsch verstandenen Spaß kann man alles verlieren, was man im Leben hat, und manchmal auch das Leben selbst. Aber der Mensch denkt nicht darüber nach, er möchte sein Leben nicht selbst gestalten, sondern schwimmt lieber mit dem Strom mit. Institute wie »Er sucht sie« werden gegründet, neue unheilbare Krankheiten kommen auf, und es kommt vermehrt zu Katastrophen auf der gesamten Welt. Die modernen Operationen, die vollkommenen technischen Mittel, die der Gegenwart ein paar Schritte voraus sind, beste Medikamente, psychologische Systeme sind aber hilflos vor Krankheiten und allem Unheil, das auf die Menschheit einstürzt.

Die Menschen verstehen langsam, dass die Welt nicht ganz so (genauer gesagt, überhaupt nicht so) funktioniert, wie sie sich das vorgestellt haben. Materialismus, der den Geist als zweitrangig abstuft, wird Vergangenheit. Uns werden nicht nur die Eigenschaften der Materie, sondern auch die des Geistes bewusst. Unser Planet befindet sich global in der Krise des Umdenkens.

Die Krise ist eine Änderung der Verkehrsrichtung, der Entwicklung.

Wohin bewegt sich die Welt? Bislang ging es um die Verwendung der Ressourcen des Planeten und um die technische Erschließung unserer Erde. Doch dieser Weg führte uns in eine Sackgasse. Aber das sind alles nur Auswirkungen einer Krise – der Krise des Geistes, die ein Zeichen dafür ist, dass wir uns in falsche Richtung bewegen.

Wie viele Katastrophen es zurzeit in der Welt gibt! Naturkatastrophen werden von den technischen abgelöst. Versunkene Öltransporter oder Unterwasserboote, Flugzeugabstürze neben Erdbeben, Überflutungen, Schneelawinen, Taifune, Epidemien bisher unbekannter Krankheiten ... Alleine »die Pest des 20. Jahrhunderts« – AIDS ... Hinzu kommen noch atypische Pneumonie, chronisches Erschöpfungssyndrom und so weiter. Reicht das nicht, damit der Mensch sich endlich besinnt und darüber nachdenkt, ob er richtig lebt?

Doch der heutige Mensch widmet sich nur seinen eigenen Problemen sehr intensiv. Es heißt, »jeder ist sich selbst der Nächste«. Daher versucht die Welt, das Bewusstsein jedes Menschen über sein persönliches Leben zu erreichen. So kommt es zu unlösbaren Problemen, Konflikten, Misserfolgen und Krankheiten ...

Der Mensch wendet sich an Psychologen, Ärzte und erkennt allmählich, dass er sich nur im Kreise dreht. Warum? Weil er keinen Weg sieht. Weil die Wurzeln der Probleme nicht gefunden worden sind, weil sie tief in der Weltanschauung des Menschen liegen. Die Psychologie bringt dem Menschen bei, sich an andere Menschen anzupassen und sogar sich selbst zu verstehen, sie bringt ihm aber nicht bei, die Welt zu verstehen.

Medizin ist ein künstlicher Eingriff in den menschlichen Organismus, ob durch chemische Stoffe oder durch das Messer eines Chirurgen. Die Menschen wollen nicht verstehen, dass die Schulmedizin noch nicht wirklich jemanden geheilt hat, sie erleichtert nur die Qualen und beseitigt die Symptome.

Trotz allem wollen die Menschen aber glücklich sein. Wir alle wollen glücklich sein, oft wissen wir aber nicht, wie wir das erreichen können ...

Sterne im Himmel, gestreut wie durch ein Sieb,
schauen herab – heiter, warm und lieb.
Wirr ist unsere Welt und kurz unser Leben,
gespenstisch das Glück, nach dem wir alle streben.
Das Glück, so anziehend, so hell und so fern,
leuchtet ganz klar und lockt uns, wie ein Stern.
Wird es mir denn nie gelingen,
meinen Weg zum Glück zu finden?

Das Glück muss man einfach nur fühlen, das Feuer einer bedingungslosen Liebe in seinem Herzen wieder entfachen. Wenn Sie lieben, sind Sie für Krankheiten und Unglück unangreifbar, Sie spüren das Böse nicht und kreieren Ihr Schicksal selbst. Um glücklich zu werden, muss man weise sein.

> Als Weisheit galt zu allen Zeiten die Kenntnis
> der Gesetze des Kosmos und die Fähigkeit,
> diese Gesetze im Leben zu erkennen.

Sie müssen verstehen, was Ihnen im Leben passiert und wie Sie darauf aus der Sicht des Raumes reagieren müssen.

Die Passivsten unter uns warten in einer schwierigen Situation einfach nur ab, bis sich diese von selbst ändert. Aktive Menschen, die wissen, dass man sich nur selbst retten kann, suchen den Weg, der sie von Stress und Krankheiten erlöst. Auch wir suchen diesen Weg. Und ich glaube, dass wir ihn bereits gefunden haben und uns in die richtige Richtung bewegen.

Unsere Schule (die spätere Entwicklungsakademie) ist eine Schule des Lebens. Denn an Schulen und Hochschulen lernen wir viel, aber nirgendwo lernen wir die Wissenschaft des Lebens: nicht einfach leben, sondern so leben, um das Leben, dieses kostbare Geschenk der

Welt, nicht umsonst zu verschwenden. Von unseren Absolventen hören wir oft: »Wo waren Sie denn früher? Hätten wir das früher gewusst, hätten wir nicht so viel Mist in unserem Leben gebaut!« Und gerade junge Leute brauchen Hilfe am dringendsten! Denn sie haben das gesamte Leben noch vor sich.

Meine Schüler entdecken nicht nur die Fähigkeit, die Energie zu sehen und zu spüren, die Gesetze des Raumes zu verstehen. Sie entdecken auch große Freude an Kreativität: Sie beginnen, Gedichte zu schreiben, zu komponieren, zu malen und widmen sich gerne angewandter Kunst. Auch das gehört zur geistigen Entwicklung, die meine Methodik fördert.

Die Svetlana-Peunova-Entwicklungsakademie arbeitet im Rahmen der holistischen Medizin, die noch 1993 in Russland offiziell anerkannt wurde. Ihre Besonderheit besteht darüber hinaus darin, dass der Unterricht nur von unseren Absolventen geführt wird, die die Methodik am gründlichsten verinnerlicht haben.

Die hohe Wirksamkeit der Methodik zieht immer mehr Menschen an. Tausenden von Hörern hat die Akademie geholfen, ihre Probleme erfolgreich zu lösen, und die Anzahl der Menschen, die sich an uns wenden, um Hilfe zu bekommen, wächst ständig.

Kapitel 2

UND WEIßT DU NOCH,
WIE ALLES BEGANN ...?

Gott, gib Gesundheit, Glück und Kraft,
damit man alles mit Freude schafft.
Das Zentrum bringt heute der ganzen Welt
Gesundheit, Liebe – was Menschen fehlt.
Nicht Götterbildern und ihren Erben,
doch denen, die im Glauben leben.

A. W. Dementjewa, Hörerin der Akademie

Das Zentrum für holistische Medizin, »The Way to the Sun«, entstand 1996, 1998 wurde auf seiner Basis die gesellschaftliche Organisation »Professioneller medizinischer Verein für Fachleute aus der holistischen Medizin« gegründet. Schwerpunktmäßig beschäftigte sich diese mit Aufklärung. Im gleichen Jahr, 1998, entstand in unserem Zentrum die Schule für geistige Kultur und Heilkunst, die sich dann zur Svetlana-Peunova-Entwicklungsakademie entwickelt hat.

In diesen Jahren wurde die Schule in der Stadt und im Gebiet Samara sehr berühmt. Über unsere Tätigkeit berichteten eine Vielzahl von Fernsehsendungen, und sie wird regelmäßig in der Presse erwähnt. Wir haben zehn Filialen im Gebiet Samara. Unsere Filialen gibt es auch in Moskau und in anderen russischen Städten. Das Zentrum arbeitet mit russischen und ausländischen Forschungsinstituten, mit den Hochschulen des Gebiets Samara sowie mit medizinischen Einrichtungen zusammen.

Die Svetlana-Peunova-Entwicklungsakademie folgt in ihrer Tätigkeit der von Svetlana Peunova eigens entwickelten Methodik. Das Symbol der Akademie ist ein Mensch, der die Erdkugel in seinen Händen hält und davor niederkniet. Dies symbolisiert die untrennbare Beziehung zwischen dem Menschen und dem Planeten, seinem kosmischen Haus. Jeder von uns sollte vor seinem Vaterhaus niederknien, aber auch das Schicksal des Hauses selbst ist vom Hausbesitzer abhängig. Wir Menschen müssen unseren Planeten behutsam durch alle Krisen und Katastrophen tragen, um unser Leben und das Leben unseres Planeten zu bewahren.

Wie entstand die Methodik? Nun, zum heutigen Zeitpunkt habe ich die Musikschule Kujbyschew mit Schwerpunkt Klavier, die Staatliche Pädagogische Hochschule Kujbyschew, das Medizinische College Nr. 1 der Stadt Samara und das Jura-Studium an der Staatlichen Universität Samara abgeschlossen sowie im Fach Medizinische Psychologie promoviert. Vier Jahre war ich als ehrenamtliches Mitglied der Kommission für holistische Medizin bei der Abteilung für Gesundheitswesen der Verwaltung des Gebiets Samara tätig. Fünfzehn Jahre lang arbeitete ich als Pädagogin und siebzehn in der Volksmedizin. Zu den »Errungenschaften« meines Lebens zähle ich auch eine vierköpfige gesunde Familie, die auch mein Interesse an Erkenntnistheorien teilt.

Der Beginn meiner Tätigkeit im Bereich der holistischen Medizin liegt im Jahr 1991. 1992 begann ich, meine eigene Methodik zu entwickeln. Diese beinhaltet eine schnelle Wiederherstellung der Energie- und Informationsumgebung des Menschen durch die Bereinigung seines Feldes von den Stressenergie-Anstauungen mit gleichzeitiger Veränderung seines Charakters und seiner weltanschaulichen Einstellungen. 1996 wurde dem von mir geleiteten Zentrum für holistische Medizin eine Lizenz für die Tätigkeit im Bereich der Energieinformatik erteilt. Im Laufe der Zeit wurde die Erteilung von Lizenzen dieser Art leider eingestellt.

Die Besonderheit dieser Methodik liegt in der Kombination der Heilung und der Bildung des Menschen, der Erweiterung seines Horizonts, denn ohne Änderung des Bewusstseins (im orthodoxen Christentum bezeichnet man das als Erlösung von der Sünde) ist auch keine Heilung möglich. Darauf geht eine weitere Bezeichnung der Methode, die Heilung durch Lernen, zurück.

Die Bildung und die Weitergabe der Lebenserfahrung des Heilers an den Patienten erfolgen bei dieser Methodik schnell. Der Heiler schließt sein Energieinformationsfeld an das des Schülers an und lässt ihn die Information von der Vibrationsebene ablesen, die dieser zu dem Zeitpunkt erreicht hat.

1992 begann ich, diese Methodik in der Praxis einzusetzen. Auf den folgenden Seiten finden Sie eine ausführliche Beschreibung dieser Methodik und praktische Ergebnisse ihrer Anwendung, die in den Berichten der Absolventen unserer Schule (heute Entwicklungsakademie) und der Patienten dargelegt sind.

Nun folgen die wichtigsten Regeln unseres »ABC des Glücks«. Sie wurden in allen Zeiten und bei allen Völkern als Gebote, philosophische Lehren oder esoterisches Wissen formuliert. Hier sind sie in einer modernen, für jeden verständlichen Sprache dargelegt und haben einen Bezug zum Leben in der heutigen Gesellschaft.

Kapitel 3

DAS KÄSTCHEN WAR
SO LEICHT ZU ÖFFNEN ...

Erlaub der Seele nicht das Faulsein!
Um nicht auf der Stelle zu treten,
muss die Seele arbeiten –
Tag und Nacht, Tag und Nacht!

N. Sabolozki

Man wird wohl kaum einen Menschen finden, der mit seinem Leben, seinen Lebensumständen und den Menschen, die ihn umgeben, völlig zufrieden ist. Wir betrachten die Welt aus uns selbst heraus und versuchen, sie unseren Ansichten, Gewohnheiten oder Stereotypen zu unterwerfen. Aber auch Menschen, die uns umgeben, leben nach ihren eigenen Prinzipien und versuchen, uns diesen Prinzipien zu unterwerfen. So verläuft unser Leben in ständigem Kampf gegen die Welt, gegen die Menschen, gegen uns selbst, und das ist in unserer Gesellschaft bereits zur Gewohnheit geworden. Schauen Sie sich die Gesichter der Menschen an: Sie sind alle betrübt, bekümmert, manchmal stur und aggressiv. Gesichtsfalten, die sich mit der Zeit bilden, verraten uns, von welchen Emotionen das Leben eines

Menschen am häufigsten geprägt ist. Zorn hinterlässt eine Falte zwischen den Augenbrauen, Trauer bewirkt tiefe Nasolabialfalten. Wenn der Mensch von der Kommunikation abgeschnitten ist (in seine Gedanken vertieft, von der Hast des Alltags losgelöst), spiegelt sich in seinem Gesichtsausdruck fast immer die für ihn charakteristische Wahrnehmung seines Lebens und sich selbst in dieser Welt wider. Oder begegnen Sie etwa häufig ungetrübten, glücklichen Menschengesichtern, die Existenzfreude ausstrahlen, Menschen, deren inneres Leben von Gelassenheit, Glück und Harmonie erfüllt ist? Geben Sie zu, ein Lächeln auf dem Gesicht eines Menschen, der einsam über die Straße geht, auf dem Gesicht eines Unbekannten, den Sie ansprechen, erscheint Ihnen seltsam. Im Gegenteil dazu gehören an unserer Akademie Lächeln und Freude an der Kommunikation zum Lebensstil. Für uns wurde das Leben ein echtes Fest. Das ist ein Geheimnis, das in einem fest verschlossenen Kästchen, tief in der Seele jedes Menschen liegt, und wir alle versuchen, einen Schlüssel zu diesem Kästchen zu finden.

Die Ursache für unseren Missmut liegt darin, dass jedem Menschen eine unsichtbare Zauberbrille aufgesetzt ist, die das wirkliche Bild der Welt verzerrt. Bei jedem Menschen ist diese Brille individuell gebaut. Wenn Sie sich davon befreien, öffnet sich das Kästchen von alleine, und dann sehen Sie darin den Sinn Ihres Lebens, Ihrer Inkarnation. Dann müssen Sie Ihr Leben nicht mehr im Dunkeln betasten und müssen nicht mehr lernen, sich im verzerrten Raum zu orientieren. Ihre Welt füllt sich mit Harmonie, Sie nehmen diese Welt auf, und auch die Welt wird Sie aufnehmen. Dann muss Ihnen die Welt ihre Lektionen nicht mehr über Krankheiten, Konflikte oder Unglück erteilen.

Diese Brille, durch die wir die Welt betrachten, bezeichnet man als »Charakter«.

Charakter ist die Methode der Menschen,
mit ihrer Umgebung zu kommunizieren.
Wenn die Kommunikation nicht richtig läuft –
geben Sie nicht Ihrer Umgebung die Schuld.
Vielleicht sollten Sie lieber
eine andere Methode finden?

Charakter ist ein Wort, das viel beinhaltet. Der Charakter ist die Art, auf die der Mensch mit anderen Menschen, mit dem Raum und mit sich selbst kommuniziert. Dies ist eine sehr schwierige Wissenschaft. Eine falsche Wahrnehmung seiner selbst und seiner Mitmenschen, auch wenn diese nach außen hin noch so aggressiv ist, schlägt in erster Linie den Menschen selbst. Diese Rückwirkung ist gemäß den Gesetzen des Karmas, die man im Osten schon seit Jahrtausenden kennt, um ein Zehnfaches stärker als die ursprüngliche Aggression. Es ist höchste Zeit, dass auch wir, die Menschen des Westens, dieses Gesetz endlich verinnerlichen. Es ist Zeit, mit der Zerstörung seines Schicksals, des Schicksals seiner Angehörigen, seines Landes und seines Planeten endlich aufzuhören.

Den Charakter zu verändern ist eine Aufgabe, die viel Arbeit und Zeit erfordert, aber sehr wohl zu bewältigen ist. Daher dauert auch die Ausbildung an unserer Akademie mindestens zwei Monate. Das sind aber nur die ersten Stufen, erst der Anfang. Nicht jeder ist fähig, seine eigenen Kräfte in die Veränderung seines Selbst zu investieren. Beim Aufstieg von einer Stufe auf eine höhere muss man bestimmte Erprobungen bestehen, um die Stabilität erzielter geistiger Leistungen nachzuweisen. Bei der Einweihung der Zauberer im Alten Ägypten waren das Riten in Mysterien. Heute muss ein Mensch, der den Weg des Geistes, der Selbsterkenntnis geht, durch Erprobungen im realen Leben gehen: durch eine Vielzahl psychischer Krisen, Konflikte, durch den Kampf mit harten Umständen ...

Man muss viel seelische Energie investieren, um auf gewohnte Einstellungen und Forderungen an seine Mitmenschen und an sich selbst zu verzichten. Um auf alte Ansichten zu verzichten und ein Problem zu lösen, muss man geistiges Unbehagen erleben und es überwinden, vielleicht sogar Apathie, Depression oder Aggressionen.

Dasselbe, das Gleiche – und wieder – und wieder,
noch kaum erhoben, gleich stürze ich nieder,
und wieder mal hat es nicht völlig geklappt,
den Traum in Händen nicht aufgeschnappt.
Die Qual ist dieselbe und Plage und Mühe,
kann nicht einschlafen, und das durch Unruhe.
Kann nicht mehr stehen, ich leide unsäglich,
o Gott, mir geht es wohl kaum erträglich!
Jedoch hin und wieder, wenn ich mich erhole,
dann soll ich noch immer das gleich' wiederholen:
»Ich glaub' und weiß: Ich muss mich überwinden,
mein Stern wartet, ich muss ihn nur finden.«
Dasselbe, das Gleiche – und wieder – und wieder,
noch kaum erhoben, gleich stürze ich nieder,
und wieder mal hat es nicht völlig geklappt,
den Traum in Händen nicht aufgeschnappt ...

In einer fernöstlichen Sage kam ein Jüngling eines Tages zu seinem Lehrer und bat ihn darum, ihm die Wahrheit zu offenbaren. Der Lehrer aber schüttelte den Kopf und sagte dem Schüler, er sei noch nicht bereit, die Wahrheit aufzunehmen. Der Jüngling bestand aber weiterhin darauf. Da tauchte ihn der Lehrer in ein Wasserbecken und hielt ihn recht lange unter Wasser, bis der Jüngling nach Luft schnappte und den Lehrer anflehte, ihn loszulassen. Dann trat der Lehrer zurück und sagte: »Wenn dein Verlangen nach Wahrheit genauso stark ist wie nach Luft, dann komme zu mir, ich werde dich lehren.«

Es liegt an der Natur des Menschen, dass man ihn sehr stark bezwingen, ihn vor eine bittere Notwendigkeit stellen muss, damit er an sich arbeitet oder etwas unternimmt. Andernfalls macht alles keinen Sinn: Er wird alles hinauszögern und die Lösung von Problemen – ob mit dem Ehepartner, am Arbeitsplatz oder mit sich selbst – auf die lange Bank schieben. Um den Menschen zur Arbeit an sich zu bewegen, stellt ihn das Leben vor verschiedene Probleme: im Alltag, am Arbeitsplatz oder vor Probleme gesundheitlicher Art. Und hier helfen unsere Assistenten und Berater. Wie sorgsame Eltern helfen sie ihren Schülern, durch die Lebenssituationen hindurchzufinden und ihre Gedanken, ihre Gefühle sowie ihre Handlungen zu analysieren.

Wenn der Mensch eine Krise richtig löst, steigt er wie ein Phönix aus der Krise heraus, wenn er sie aber falsch löst, sinkt er noch tiefer. Das kann man am Zustand der Aura anschaulich sehen. Glücklicherweise löst die absolute Mehrheit unserer Schüler ihre Krisen richtig.

ÄRGER

Wenn es zu einer Krise kommt, ärgert sich der Mensch und rennt hin und her auf der Suche nach neuen Grundsätzen und Einstellungen, es kommt zur Umbewertung der im Laufe des Lebens gewonnenen Werte. Wo soll man seinen Weg zur Vollkommenheit beginnen, wie wird man mit dem Schmerz fertig?

Dazu noch eine Sage: Ein Schüler trat verärgert an seinen Lehrer heran und fragte: »Lange habe ich in der Lehre gelesen und weiß immer noch nicht, wo man mit ihrer Anwendung beginnen soll?« Der Lehrer antwortete: »Du musst dich offensichtlich zuallererst vom Ärger befreien. Dessen Nebel verschleiert dir den Weg.«

> Jeder Gedanke, jede Entscheidung muss ohne Ärger getroffen werden. Wenn Ärger da ist, haben Sie Unrecht.

Neid, Ärger, Aggression, Unzufriedenheit mit seinen Mitmenschen – das ist die Reaktion auf Umstände, auf Menschen, die Sie bei irgendetwas zu behindern versuchen oder die Ihnen nicht geben, was Sie von ihnen bekommen wollen. Über Situationen, über Menschen spricht der Raum mit Ihnen. Warum verweigert er Ihnen dies oder jenes? Denken Sie darüber nach. Was ist Ärger? Es ist das Gefühl eines Tieres, des Hundes, des Tigers, eines Raubtieres, und zwar wirklich des Raubtieres, das weiß, dass es stärker ist und deswegen vernichten kann.

Es ist der absolute Gegensatz von Kreativität, Liebe und Schöpfung. Leider messen wir diesem alltäglichen Gefühl kaum Bedeutung bei. Wenn wir uns aber ärgern, vernichten wir genau das, was es in uns gibt. Der Mensch ärgert sich, wenn sich in ihm selbst, in seinem Herzen Energien befinden, die denen, die den Ärger auslösen, ähnlich sind. Den Ärger unterdrücken darf man nicht, denn das führt zu Herzinfarkt, man darf auch nicht so tun, als wäre er gar nicht da, denn das ist unehrlich und hält die Entwicklung auf. Nur wenn man sich die Ursache des Ärgers bewusst macht, kann man den Ärger beseitigen. Man muss in sich den Kern, die Wurzel finden, aus der dieses Gefühl erwächst. Merken Sie sich: *Es ärgert Sie das, was in Ihnen selbst ist. Gleiches zieht Gleiches an und vergrößert die Schwingungskreise der Gefühlsvibrationen, also der Energien.*

Wenn sich eine Welle mit einer ähnlichen Welle überlagert, wird sie um ein Siebenfaches größer. Das Gleiche geschieht, wenn Menschen miteinander kommunizieren.

Unsere Schüler können mit Hilfe der Liebe den Ärger beseitigen. Die Liebe löst überhaupt jedes negative Gefühl, jede Vibration auf. Wenn Sie lieben, wenn Sie dieses wunderbare Gefühl kennen, werden Sie leicht alle negativen Emotionen und alles Negative in den Griff bekommen – in Ihrem Leben, in Ihrem Herzen und in Ihrem Schicksal.

Ich war leicht zu verärgern, weil ich nachts nicht genügend schlafen konnte; das Kind schlief schlecht, weinte, streckte seine Hände in die Ecke, sah dort etwas, ich aber wollte immer schlafen. Mein Mann schenkte dem Sohn und mir zu wenig Aufmerksamkeit, hatte immer keine Zeit für uns, er arbeitete. Ich lebte wie auf dem Vulkan, alles staute sich zu Kränkungen und Ärger an und ich verfiel in Depressionen.

Als ich schon an der Akademie studierte, hatte ich eine Krise, und alles Negative, was in mir angestaut war, ergoss sich in Tränen, noch nie hatte ich so gut geweint, und das auch noch an der Schulter meines Mannes. Ich wurde fast hysterisch. Aber dann war mein Mann froh und sagte zu mir: »Wie lange wartete ich auf diesen Augenblick, dass du an meiner Schulter weinst.« Danach ging es mir besser, und ich fühlte mich leichter. Ich veränderte mich und wurde ruhiger. Ich entdeckte in mir ein starkes Gefühl: die Liebe. Ich liebte meinen Mann stärker, wurde dem Sohn gegenüber beherrschter. Und das Kind wurde ruhiger.

Was die Gesundheit anbelangt, so sind die Kopfschmerzen weg, die Kieferhöhlenentzündung lässt nicht mehr von sich hören ... Das Familienleben hat sich positiv verändert,

39

es kommt nicht mehr zu Konflikten. Auch wenn wir mitei-
nander streiten, finden wir eine gemeinsame Lösung. Das
Kind wurde ruhiger, es schläft nachts, ärgert sich nicht
mehr, auch wenn sich Gefühle zeigen, so sind diese nicht
mehr so aggressiv.

Ich danke Svetlana für das Wissen, das sie uns gegeben
hat. Ich war einer solchen Behandlungsmethode gegenüber
skeptisch, aber nun habe ich mich von ihrer Wirksamkeit
und Richtigkeit in der Praxis überzeugt.

J. W. A.

Autogenes Training 1

WIE BEFREIT MAN SICH VOM ÄRGER?

Man muss sich bewusst machen, dass Ärger ein Gefühl, eine Energie ist, die im Raum schwebt. Sie hat Eingang in Ihr Herz gefunden, aber sie darf dort keinen Platz haben. Was beinhaltet diese Energie? Ärger ist der Wunsch, zu vernichten. Je größer der Ärger ist, desto stärker ist auch die Aggression. Machen Sie sich das bewusst, finden Sie diesen Wunsch in Ihrem Herzen, und gestehen Sie ihn sich ganz ehrlich ein.

Und nun stellen Sie sich die Frage: »Bin ich etwa ein Mörder? Habe ich das Recht zu vernichten?«

Wenn Sie sich über Ihr Kind oder seinen Streich ärgern, ist das ein Zeichen dafür, dass auch Sie ähnliche Züge haben. Wenn Sie sich über Ihre Eltern ärgern, haben Sie ähnliche Charakterzüge.

Sie ärgern sich über die Hast anderer? Dann sind auch Sie hastig.

Aggression oder Druck auf Menschen bereiten Ihnen Ärger? Menschen, die Sie umgeben, üben auf Sie Druck aus, und das ärgert Sie? Dann bedeutet das, dass auch Sie Druck ausüben und wollen, dass es um jeden Preis so wird, wie Sie es sich vorstellen.

Gehen Sie die Situation, die Sie aus dem seelischen Gleichgewicht bringt, noch mal durch, analysieren Sie diese.

Wenn Sie diese Situation verstehen, verschwindet der Ärger. Den Ärger beseitigen kann nur die Bewusstmachung, nur ein ehrliches Geständnis – ja, das ärgert mich. Sich bewusst machen, heißt zu verstehen: Ich bin genauso. Menschen, die Sie ärgern, sind Ihr Spiegelbild. Finden Sie sich darin wieder.

Finden Sie es in sich wieder, und sagen Sie: »Ja, das bin ich, das ist mein persönlicher Zug, und es ist meine Sache, wie ich auf diesen oder jenen Menschen, auf dieses oder ein anderes Ereignis reagiere. Wenn meine Vibrationen höher sind, merke ich nichts von den niedrigeren Vibrationen, die an mich gesendet werden. Aber wenn sie meiner Aura angehören und mich ärgern, dann ist es eine Verstärkung meiner eigenen negativen Gefühle, denn Gleiches zieht Gleiches an.«

Vergebung und Liebe können Ärger auflösen. Vergebung ist die Anerkennung des Rechts Ihres Gegners auf negative Züge, denn auch Sie selbst sind nicht frei davon. Vergebung ist ein Zeichen dafür, dass Ihnen bewusst ist, dass Sie sich nicht über Ihren Gegner stellen dürfen, denn Sie sind genauso wie er. Denken Sie darüber nach. *Vor dem weisen Raum sind alle Menschen gleich.* Jeder hat ein Recht auf seine Gedanken, Gefühle und Fehler. Und die Welt gibt den Menschen nicht die Schuld dafür und ärgert sich nicht über sie. Wie können Sie sich dann über die Welt stellen?

Wir alle wissen aber, dass Weltschöpfung Liebe ist. Man muss dieses Gefühl in sich entwickeln, dieses Gefühl in sich lieben und sich so oft wie möglich darauf konzentrieren.

Die Liebe beseitigt jede negative Eigenschaft, jede Vibration. Wenn Sie lieben, wenn Sie dieses Gefühl, die Liebe, kennen, werden Sie leicht mit allen negativen Gefühlen, mit allem Negativen in Ihrem Leben, in Ihrem Herzen, in Ihrem Schicksal fertig.

Sehen Sie sich um: Nur in Ihrem Inneren tragen Sie diese kleine Nadel, die nur Ihnen keine Ruhe lässt, die Welt dagegen ist voller Schönheit und Harmonie.

Sehen Sie, wie riesengroß die Welt, wie unendlich unser Planet und der Raum sind! Führen Sie sich diese schönen Bilder vor Augen!

Wie viel Liebe es im Raum gibt, und sie ist unendlich, denn die höhere Vernunft ist, wie die Welt, unendlich ...

Schauen Sie gedanklich auf die Sonne. Die pralle sommerliche Sonne, strahlend vor Liebe, vor Lust, die ganze Welt zu liebkosen. Erinnern Sie sich an das wunderschönste Bild der Sonne, das Sie je gesehen haben.

Wie viel Freude steckt darin! Die Sonne kennt keinen Ärger, kennt keine Vernichtungslust ... Sie kennt den Wunsch zu geben, zu schenken, alle zu erwärmen ... Wenn Sie in sich Kräfte finden, darauf umzuschalten, vergessen Sie, wie viel Böses und Vernichtungslust Sie einmal in Ihrem Herzen hatten. Bitten Sie die Welt um Vergebung – Vergebung für die Zerstörung, die Sie der Welt mit diesem nun nicht mehr vorhandenen Gefühl zugefügt haben.

Viel Glück!

Autogenes Training 2

Wie befreit man sich vom Neid?

Jeder von Ihnen vergleicht sich, seine Gesundheit, sein Äußeres, seine Stellung, seine Familie mit der anderer, ohne zu ahnen, dass es sich dabei um den gewöhnlichen Neid handelt.

Jeder Mensch hat das, was er verdient, und sich mit anderen zu vergleichen heißt, an der Gerechtigkeit der Welt zu zweifeln. *Jemanden zu beneiden, seinen Erfolg mit dem Erfolg anderer zu vergleichen, das verurteilen alle Religionen.*

Erinnern Sie sich, wann Sie die Figur, das Gesicht, die Kleidung, die Dienststellung oder die intellektuellen Fähigkeiten eines anderen Menschen beneidet haben. Sprechen Sie Ihr Gedächtnis ehrlich an. Führen

Sie sich alle Bilder Ihres Lebens vor Augen, bei denen Sie jemanden um etwas beneidet haben.

Immer hat man das Gefühl, dass die Nachbarn glücklicher, die Kollegen reicher sind, dass Ihre Verwandten andere Familienmitglieder stärker lieben als Sie. Das ist aber nur Ihr eigener Zerrspiegel. In Wirklichkeit wissen Sie nicht, wie die anderen Menschen leben, was Ihre Verwandten wirklich im Herzen haben und wen sie lieben. Sie wissen nicht, warum das Schicksal einem Ihrer Mitmenschen etwas gegeben hat, um was Sie ihn beneiden, außerdem büßt dieser seine Sünden in einem anderen Bereich seines Lebens, Sie wissen nur nicht, in welchem.

Sich aus irgendeinem Anlass mit anderen zu vergleichen, was es auch immer sein mag, ist ein Fehler. Denn dies bedeutet, dass Sie mit dem, was Sie haben, nicht zufrieden sind. Sie denken, dass das ungerecht ist und dass andere Menschen mehr haben.

Sich auf diese Weise vom Schicksal gekränkt zu fühlen ist aber ein großer Fehler, der stark und schmerzhaft zurückschlägt.

Die Kränkung gegenüber dem Schicksal kehrt zurück – als Schlag gegen den Menschen, der sie sendet. Die Welt ist so stark, so gerecht, mächtig und schön, dass sie nicht Ihre Meinung darüber braucht, wie sie aufgebaut ist. Sie müssen die Welt nur akzeptieren, sich selbst akzeptieren und verstehen, dass alles im Leben richtig, gesetzmäßig und harmonisch ist. Alles hat seine Gründe.

Wenn jemand reich ist, hat er das verdient. Hat er das nicht verdient, so geben ihm böse Kräfte seinen Reichtum, und es ist nichts Gutes daran.

Lassen Sie jedem Menschen sein eigenes Leben, stecken Sie Ihre Nase nicht in fremde Leben. Diese Regel ist sehr wichtig.

Bitten Sie die Welt um Vergebung dafür, dass Sie gedanklich über andere geurteilt, sich mit anderen Menschen verglichen haben und mit Ihrer Situation im Vergleich zu den anderen Menschen nicht zufrieden waren.

Bitten Sie um Vergebung: »Gott, vergib mir den Neid. Ich wusste nicht, was ich tat.«

Machen Sie sich bewusst, dass Sie sich geschlagen haben, indem Sie das Leben für ungerecht hielten. Akzeptieren Sie den Gegenstand Ihres bereits vergangenen Neides als weise und gerechte Entscheidung des Schicksals, die es so arrangierte, dass Sie diesem Gegenstand in Ihrem Leben begegnen mussten. Akzeptieren Sie diese Entscheidung, denn die Welt ist weiser als Sie, und alles, was Sie umgibt, ist die Schöpfung dieser Welt.

Sehen Sie es ein, und die Schöpfung wird Sie mit ihrer Kraft erfüllen. Machen Sie sich klar, dass alles im Leben seine Gründe hat und dass die Harmonie der Natur selbst dafür sorgt. Fremder Erfolg, fremder Wohlstand haben ihren Ursprung. So ist die Welt geschaffen, und so soll es auch bleiben. So wird bei der Betrachtung des Gegenstands Ihres Neids das Gefühl der Beklemmung in das Gefühl der Gerechtigkeit, der Dankbarkeit und Ruhe übergehen. Sie müssen verstehen, dass die Welt auch Sie keinesfalls weniger liebt, als den Gegenstand, der bei Ihnen das Gefühl der Beklemmung ausgelöst hat. Und Sie haben alles, was Sie in den Augen des Raumes verdient haben, wofür es auch seine Gründe gab.

Sie werden stärker, wenn Sie sich vom Neid befreien, der auch in kleinen Mengen Ihr Herz und somit auch Ihre Lebenskräfte verzehrt. Lassen Sie den einstigen Gegenstand Ihres Neides großzügig im Raum existieren. Dann werden auch Sie in diesem Raum ein gleichberechtigter Bürger.

Viel Glück!

Autogenes Training 3

Wie bringt man die Aggression zum Erlöschen?

Jeder Mensch ist von Energiewirbeln umgeben, die er selbst entstehen lässt. Sobald sich der Mensch irgendeiner Sache stark, zornig und aggressiv widersetzt oder sich beleidigt fühlt, entstehen Wirbel in der Aura.

Der Mensch beginnt zu brodeln. Aber um ihn herum ist auch Energie, die Energie des Raumes, die ebenfalls zu brodeln beginnt. So entsteht anstelle der Harmonie, der Ruhe und der Stille ein Sturm.

Alle Menschen leben ständig in diesen Stürmen, geben ihren Sturm an die anderen weiter und verstärken den Stress bei Menschen, mit denen sie kommunizieren. Und alle denken, dass dies der einzig mögliche Lebensstil sei.

Bei meinem Aufenthalt in Nepal wurde ich Augenzeuge eines Vorfalls, der mich zutiefst beeindruckt hat. Zwei Motorradfahrer prallten aufeinander (in Nepal sind die Straßen sehr eng), die Räder hatten sich einfach ineinander verhakt. Ich blieb stehen und beobachtete sie. Ich erwartete einen lauten Streit, zu dem es gewöhnlich in solchen Fällen kommt. Sie haben sich aber nur schuldig angelächelt, genickt, haben sich gegenseitig entschuldigt, befreiten die Räder und fuhren auseinander. Nicht viele von uns würden darauf kommen. Viele würden sich aber gegenseitig beschuldigen – du bist schuld, nein, du bist selber schuld ... So leben wir.

Werfen Sie einen Blick auf die Menschen, die Ihnen für etwas die Schuld geben, oder diejenigen, denen Sie selbst für etwas Schuld geben und die sich über Sie ärgern. Sehen Sie, wie die Energien zwischen Ihnen brodelt? Jeder von Ihnen wird zum Feind des anderen und schlägt mit den Wirbeln seiner Aura wie mit Fäusten um sich.

Versuchen Sie, sich zu beruhigen und sagen Sie: »Ich akzeptiere alle Menschen so, wie sie sind. Sie haben das Recht, so zu sein, wie sie sind. Ich vergebe ihnen, ich verstehe und liebe sie, und ich vergesse meine persönlichen Interessen, die sie verletzen. Es tut überhaupt nicht weh.«

Und die Ruhe stellt sich wieder ein um Sie herum; die Wirbel legen sich, der Sturm schwillt ab. Ihre Aura strahlt ruhig wie die Sonne, und Sie werden selbst eine kleine Sonne.

Diejenigen von Ihnen, die sich beleidigt fühlten, blicken nun zurück und bemerken verwundert, dass es sich jetzt viel angenehmer lebt, und dass sich alles, wie im Märchen, verändert hat. Das ist so einfach.

Versuchen Sie es zu Hause: Vergeben Sie allen, akzeptieren Sie alle und lieben Sie einfach alle – trotz allem. So leben der Himmel und alle erleuchteten Menschen. Sie leben nur für den Wunsch, anderen zu helfen, aber sie fordern nichts dafür ein und warten darauf, dass alle anderen verstehen: Nur so soll der Mensch leben!

Wir verstehen aber immer noch nicht, wir hetzen und quälen uns und verwandeln den Raum in aggressive Wirbel – sowohl unseren eigenen Raum als auch den fremden. Das müssen wir dann vor uns selbst und vor dem Raum verantworten. Denn all die Aggression, die ein Mensch aussendet, kommt zu ihm zurück wie ein Bumerang. So ist das Leben.

Verbieten Sie sich selbst, mit Ihrer Aggression andere Menschen zu schlagen, und das Leben wird Sie nicht mehr schlagen. Ruhe ist, wenn man Kraft, Gesundheit und Energie sammelt. Aggression ist aber nur ein unnötiger Ausstoß Ihrer Lebensenergie und entkräftet vor allem Sie selbst.

Finden Sie noch einmal die Sonne der Liebe und der Vergebung, den Schein der Ruhe in Ihrem Herzen. Lassen Sie diese Sonne wachsen und den Rest negativer Energie in Ihrem Herzen auflösen. Lassen Sie diese Sonne groß werden und Ihr großes, starkes, strahlendes Herz füllen.

Viel Glück!

KARMA – EIN TRENDWORT

Karma ist Schicksal. In Sanskrit bedeutet Karma »Wirken« oder »Tat«. Anders gesagt, was man sät ... Wir säen Handlungen und ernten unser Schicksal. Wenn Sie in Ihrem Leben etwas wirklich ganz falsch, aber mit guten Absichten machen, wird das teilweise vom positiven Karma der Absicht ausgeglichen und verbrennt in Ihrer Arbeit und Ihrem Willen. Das Innenleben eines Menschen ist viel wichtiger als sein Außenleben.

Gedanken und Gefühle sind auch Handlungen. Sie vermitteln den Menschen, an die Sie denken, gewisse Energien. Der Mensch kann einfach still sitzen und eine Stunde lang nur denken, und in dieser Zeit kann er entweder ein riesiges positives oder ein genauso riesiges negatives Karma verdienen. Welche Energie geben Sie der Welt? Worüber denken Sie nach? Was fühlen Sie? Das alles senden Sie in den Raum aus, und Sie sind dafür vor dem Raum verantwortlich. Nach einer gewissen Zeit gibt der Raum Ihnen alles zurück, was Sie ausgesendet haben – nur um ein Vielfaches verstärkt.

Das Karma kann nur über Bewusstmachung gereinigt werden. Man muss sein Leben, alle Konflikte, alle Situationen, die Einstellungen den Familienmitgliedern, Angehörigen, Feinden und allem anderen gegenüber nochmals neu betrachten und die Auffassung von vielen Sachen im eigenen Leben von Grund auf ändern: die Arbeit, sich selbst, Ihre Gesundheit und Ihre Familie.

Im Charakter des Menschen spiegeln sich die früheren Verdienste seines Karmas wider. Alle Fehler aus den früheren Inkarnationen, alle Irrtümer, von denen man sich nicht befreit hatte, sind im Menschen präsent – hier und jetzt. Wenn man sich davon befreit, ändert man naturgemäß sein Schicksal. Die Karmahülle des biologischen Feldes (die fünfte Schicht, der Kausalkörper), die die Vergeltung für alle früheren Fehler trägt, wird gereinigt. Eine Reinigung des Karmas bedeutet auch eine Verbesserung des Schicksals. Schon nach kurzer Bekanntschaft mit der Akademie konnten sich viele Absolventen davon überzeugen.

Nach Abschluss einer zweimonatigen Ausbildung an der Akademie kam es neben vielen Veränderungen im Charakter zu einem Umdenken über das Leben und zu einer Veränderung der Weltanschauung, zur Entdeckung einer neuen

Welt, zu einem interessanten Ereignis: Ich musste auf eine geplante Dienstreise nach Tschetschenien, doch im letzten Augenblick hat man an meiner Stelle einen anderen Offizier geschickt. Mir war klar, dass dies kein Zufall war, sondern mit der Akademie und der Reinigung meines Karmas zusammenhing.

Nach wiederholter Ausbildung an der Akademie wurde mir klar, dass die ersten zwei Monate an der Akademie meinen Fall in den Abgrund stoppten und mich mit dem Gesicht zur Sonne drehten. Man kann sagen, dass das der Anfangspunkt meines Lebens war, mit dem mein Weg nach oben, zum Licht der Freude, des Glücks und der Liebe, zu Gott begann.

Meiner Ansicht nach ist eine deutliche Bestätigung meiner Reinigung die Tatsache, dass, als ich wieder auf eine geplante Dienstreise nach Tschetschenien musste, und dem eigentlich nichts im Wege stand, man direkt vor der geplanten Abreise einen jungen Leutnant an meiner Stelle schickte, der als wenig erfahren galt und überhaupt nicht auf diese Dienstreise hätte gehen dürfen.

Ich bin mir absolut sicher, dass dies auf die Reinigung meines Karmas zurückzuführen war.

I. J. J.

Das Gekränktsein – unsere Gewohnheit

Recht oft fühlen wir uns gekränkt - von unseren Mitmenschen, vom Schicksal, und wir versuchen ständig, dieses Gefühl zu rechtfertigen. Das häufigste Argument ist: Wie kann ich es denn vermeiden, mich gekränkt zu fühlen, wenn man mich kränkt? Ganz einfach: Man muss sich nur bewusst machen, dass dieses Gefühl objektiv gesehen wie ein Energieschlag aussieht. Wenn Sie die Aura eines anderen Menschen schlagen, werden Sie den gleichen Schlag vom Leben verpasst bekommen, nur zehnmal stärker. Dabei spielt es keine Rolle, wegen was Sie gekränkt waren. Das sind Ihre subjektiven Gefühle und Argumente. Der Raum aber bewertet nicht. Alle Situationen, in denen Kränkungen entstehen, sind Prüfungen, es geht darum, ob Sie in der Lage sind, dem Kränkenden gegenüber freundlich und sich selbst gegenüber gleichgültig zu sein. Die Beleidigung wirkt wie ein Pfeil. Man darf aber seinen Feind selbst in Gedanken nicht schlagen, man darf ihn nur lieben, wie jeden anderen Menschen. Dies ist auch der beste Schutz gegen ihn.

In allen Religionen muss man die Missgeschicke ohne Beklemmung im Herzen hinnehmen, mit Geduld und Demut: Wenn man etwas bekommt, dann hat man es verdient. Jesus sagte: »Wenn dich einer auf die linke Wange schlägt, dann halte ihm auch die andere hin.« Der Mensch versteht das nicht, sondern er empört sich, was die Kränkung allerdings nur verstärkt: Je mehr Sie sich empören, desto mehr Schläge bekommen Sie vom Schicksal verpasst.

Unsere Hörer lernen, Kränkungen von anderen Menschen gelassen hinzunehmen und sie dem Gewissen der Peiniger zu überlassen, sie lernen zu vergeben und zu lieben. »Liebe deinen Feind.« Schon

2000 Jahre lang können die Menschen dieses Gebot nicht befolgen. Vergeben können ist aber die wichtigste Errungenschaft. Sich nicht durch Kränkungen angegriffen zu fühlen und nichts von seinen Mitmenschen zu erwarten, das ist wahre Größe.

Jeder hat das Recht auf seine Gedanken, Gefühle und Handlungen. An unserer Akademie lernen die Hörer, alle Menschen gelassen zu nehmen und sie so leben zu lassen, wie sie wollen. Doch trotz weiser Gelassenheit und Toleranz, muss man den Menschen, seine guten und schlechten Seiten kennen, aber man darf ihn auf keinen Fall verurteilen und beschuldigen, auch nicht für schwer wiegende Lügen und Hinterlist. So erreicht man innere Gelassenheit, die viele geistige Praktiken als Ziel verfolgen, diese ist das Gegenteil vom Gekränktsein und von Unzufriedenheit, die für den heutigen Menschen typisch sind. Es ist die Fähigkeit zu vergeben und alle Handlungen der Mitmenschen ihrem Gewissen zu überlassen. Der Mensch muss sich vor der Welt, aber keinesfalls vor Ihnen verantworten: Wenn Sie sich gekränkt fühlen und ihn verurteilen, stellen Sie sich auf die gleiche Stufe, die der niedrigen Vibrationen, und Sie nehmen die Hälfte seiner Schuld vor dem Raum auf sich.

Wie ungerecht die Menschen Ihnen gegenüber, wie die Umstände auch sein mögen, Sie müssen sich Ihre Seligkeit und Gelassenheit bewahren, nur das gibt Ihnen Schutz und befreit Sie von der Notwendigkeit, die gleiche Situation nochmals zu erleben. Wenn Sie dem Gekränktsein, dem Stress oder der übertriebenen Eigenliebe nachgeben, müssen Sie die gleiche Situation, aber um ein Vielfaches verstärkt, noch einmal erleben, und noch einmal, und noch ein weiteres Mal ... bis Sie Ihre Lektion daraus gelernt haben.

»Warum gibt mir mein Gegenüber nicht, was ich von ihm verlangen?« Wenn Sie sich auch diese Frage stellen, dann ist die Quelle Ihres Gekränktseins: Erwarten und Nichtbekommen. *Erwarten Sie niemals etwas: Sie erhalten alles, was Sie verdienen.* Dem Raum ist für Sie nichts zu schade. Was Sie verdienen, das erhalten Sie auch. Die Kränkungen entstehen, weil es subjektiv immer nicht genug ist.

Es liegt in der Natur des Menschen, dass ihm immer alles zu wenig ist. Was er auch erreicht, er will immer weiter und immer mehr.

Um sein Leben positiv zu verändern, muss man aufhören, sich den Umständen zu widersetzen und herausfinden, welcher Charakterzug zu der bestehenden Situation geführt hat, *was Sie an anderen Menschen akzeptieren und auf welche Züge Ihres Charakters Sie verzichten müssen.* Meistens ist es der Wunsch, nur sich selbst, allein die eigenen Lebensinteressen zu verteidigen und nur den eigenen Wohlstand zu erreichen. Wenn Sie das lassen, wird sich die Situation in Rauch auflösen, und der Weg zur Veränderung der Umstände und der Beziehungen zu den Menschen, zu der Welt und zu sich selbst steht Ihnen offen.

Von der Schule und später auch von der Svetlana-Peunova-Entwicklungsakademie habe ich schon vor langer Zeit gelesen und gehört. Ich wollte schon immer dorthin, aber die Umstände hinderten mich daran, und so kam ich erst, als es mir ganz schlecht ging. Wahrscheinlich hat alles seine Zeit.

Zwei Monate vor Beginn der Ausbildung an der Akademie verloren wir wegen der Erkrankung meines Mannes die Arbeit und hatten folglich auch kein Geld. Ich sah keine Aussichten auf Verbesserung. Alles schien düster und hoffnungslos. Genau das hat mich an die Akademie geführt. Hier erfuhr ich viel Neues und Interessantes. Als mir bewusst wurde, wo die Ursache unserer Situation lag, habe ich gelernt, Menschen zu vergeben. Es war schwer, gegen sich selbst zu kämpfen. Ich wurde immer von Kopfschmerzen und von Zweifeln gequält – ist das alles denn wirklich notwendig?

Im Unterricht bat ich um Arbeit und Glauben. Trotz bohrender Zweifel wollte ich, dass alles wieder gut wird. Und so geschah es auch! Wir gründeten ein eigenes Unternehmen, und die materielle Situation hat sich allmählich verbessert. Sogar Wünsche, von denen ich nicht einmal träumen konnte, wurden wahr.

Darüber hinaus habe ich viel gelernt: Ich kann Schmerz heilen, mich selbst und mein Haus von Energieverschmutzungen reinigen und vor allem meinen seelischen Zustand kontrollieren.

Ich bin Svetlana Peunova sehr dankbar – nicht nur mein »drittes Auge«, sondern auch die ersten zwei haben sich geöffnet. Ich sehe das Leben nun ganz anders. Jetzt weiß ich, dass die Welt nicht nur aus schwarz-grauen Farben besteht. Ich will leben und freue mich auf jeden neuen Tag.

O. K.

Praktische Arbeit

WIE MAN LERNT, NICHT GEKRÄNKT ZU SEIN

Gekränktsein ist die einfachste Reaktion auf die Ungerechtigkeit uns gegenüber, sie ist aber im höchsten Maße falsch, da sie uns die Möglichkeit nimmt, die bestehende Situation zu lösen. Gekränktsein ist eine Sackgasse. Ein gekränkter Mensch, der nicht vergeben hat, ist eine belastete Seele, und selbst der Himmel nimmt sie erst einmal nicht in sein Reich auf, wenn sie von der Erde geht.

Wie befreit man sich vom Gekränktsein? Wie lernt man zu vergeben? Der einfachste Weg dazu ist, sich in seinen Feind hineinzuversetzen, zu versuchen, seine Position aufrichtig und tiefgründig zu verstehen. Man muss alle Regungen seiner Seele, die Motive seiner Handlungen und seines Verhaltens nachvollziehen. Denn nur wenn du deinen Peiniger verstehst, kannst du ihm vergeben.

Zu einem interessanten Vorfall kam es an der Akademie. Zwei Hörerinnen, die sich vor fünf bzw. vor acht Jahren von ihren Ehemännern hatten scheiden lassen, machten autogenes Training für die Vergebung der Feinde. Sie beide, ohne sich untereinander abzusprechen, stellten sich als Feinde gedanklich ihre Ex-Ehemänner vor. An unserer Akademie finden die Kurse am Abend statt, und der Unterricht endet spät. Am gleichen Abend, als sie nach Hause kamen, bekamen beide Frauen eine Bestätigung dafür, dass sie es geschafft hatten, zu vergeben: Eine Hörerin bekam um zwölf Uhr nachts einen Anruf von ihrem Ex-Ehemann, wobei ihr dieser seine Liebe gestand, die andere bekam um drei Uhr nachts einen Besuch von ihrem Ex-Ehemann ... So mächtig war die alte Liebe, die bei diesen Männern wiedererwachte!

Autogenes Training 4

WIE WIRD MAN MIT DEM GEKRÄNKTSEIN FERTIG?

Finden Sie einen Feind, Ihren größten Feind, von dem Sie sich sehr stark gekränkt fühlen. Gibt es jemanden, der Sie in Ihrem Leben wirklich gekränkt hat? Fragen Sie sich aber auch: Haben Sie wirklich das Recht, sich gekränkt zu fühlen?

Finden Sie diese Situation und diese Person ...

Und nun versuchen Sie zu verstehen, dass Sie nicht berechtigt sind, sich gekränkt zu fühlen. In keiner Situation soll es Ihnen auch nur ein bisschen eng ums Herz werden. Keine Peiniger, keine Kränkungen.

Feinde gibt es, Personen, die Sie der Erde gleichmachen und vernichten wollen, die gibt es auch. Aber nur die Güte, nur die Vergebung und die Demut können Sie davor schützen. Wenn Sie sich angegriffen fühlen, werden Sie für das Böse angreifbar. Denn auch Sie strahlen dann Böses aus, Gleiches zieht Gleiches an, und Sie werden schutzlos.

Merken Sie sich für Ihr ganzes Leben: Sie haben kein Recht, gekränkt zu sein, kein Recht auf gekränkte Eigenliebe – kein bisschen, nicht im

Geringsten. Es gibt keine Gründe, die Ihnen das Recht geben zu glauben, man hätte Ihnen das Letzte weggenommen. Man wird Ihnen wieder und wieder das Letzte und das Teuerste, was Sie haben, wegnehmen. Je mehr Sie sich gekränkt fühlen, desto mehr nimmt man Ihnen weg, so lange, bis es Ihnen nichts mehr ausmacht und Sie nicht mehr gekränkt sind. Das ist das Leben, die Schule des Lebens.

Jesus sagte: »Ein neues Gebot gebe ich euch: Liebet eure Feind wie euch selbst.« Den Feind zu hassen, ist einfach. Aber lieben Sie ihn. Dann stellen Sie sich nicht nur über Ihren Feind, sondern auch Ihre Entwicklung wird riesige Forschritte machen, Sie werden weiser und stärker.

Der Raum kommt Ihnen entgegen, wenn Sie auf Kleinigkeiten wie das Gekränktsein verzichten. Sie werden viel mehr gewinnen: Seelenruhe und inneres Gleichgewicht stellen sich ein.

Lieben Sie jetzt Ihre Situation, den Peiniger. Warum sind Sie gekränkt? Sie erwarten von einem Menschen Liebe, er aber kränkt Sie. Erwarten Sie keine Liebe, schenken Sie die Liebe selbst. Lieben Sie Ihren Feind.

Der Ausgang aus allen Situationen ist gleich: Lieben Sie Ihren Feind. Zu größten Feinden werden Ihre Angehörigen und Menschen, die Sie lieben, da Sie für Ihre Kränkungen am stärksten sensibilisiert sind. Den geliebten Menschen, der Sie kränkte, oder auch einen Angehörigen, der Sie verraten oder bestohlen hat, müssen Sie lieben.

Hier und jetzt sollten Sie sich sein Bild vor Augen führen ... Sie sehen, dass er nur ein Mensch ist, sehen, dass er in seiner Bosheit klein, kläglich und unglücklich ist. Die Welt wird ihn auch ohne Sie, ohne Ihren Wunsch oder Ihre Teilnahme bestrafen, denn der Bumerang-Effekt gilt auch für ihn. Überlassen Sie alles dem Willen des Raumes, und lieben Sie Ihren Feind, bedauern Sie ihn.

Sie sehen real, wie Ihre Liebe in Form einer rosa Wolke ruhig zu ihm fließt und ihn umhüllt, und sein böser Wille kann Ihre Liebe nicht mehr durchdringen. Ihr Feind beginnt, sich zu beruhigen und zu vergessen, dass er Sie einst gehasst hat.

Wenn er seinen Hass auf Sie nicht vergisst, wird ihm Ihre Liebe alle Schläge zurückgeben. Sie aber bleiben in Ihrer Gelassenheit, im Raum, der genauso gelassen ist, und Ihre Aura ist auch gelassen, frei von Pfeilen, Schlagen oder Angriffen.

Dafür, dass Sie Ihrem Feind vergeben haben, bekommen Sie eine riesige Kraft. Die Vergebung muss absolut sein, und dann verleiht sie die gleiche Kraft wie die wahre Buße. Aufrichtige Vergebung bedeutet, sich niemals mehr an frühere Kränkungen zu erinnern, auch nicht flüchtig, mit keinem Stich, keinem Wort, Sie müssen dann auch nicht gedanklich dem Feind zu beweisen versuchen, wie schlecht er ist.

Vergeben, akzeptieren, lieben trotz aller Umstände – das ist der wichtigste Ausgangspunkt zur Lösung aller Beziehungen und Probleme. Vergeben, verstehen und lieben. Öffnen Sie Ihr Herz, lieben Sie. Darin steckt eine riesige Kraft. Und Sie können diese Kraft in sich finden.

Viel Glück!

Unsere Unzufriedenheit

Die alexandrinischen Philosophen sagten: »Tadle nicht die Welt, denn sie ist vom Großen Gedanken geschaffen. Nicht die Schöpfung ist schuld, sondern unsere Meinung darüber.«

Jeder von Ihnen ist für sich gut genug, aber niemand weiß es. Alle wollen noch besser sein, noch mehr haben, und jeder Mensch trägt in seiner Seele Unzufriedenheit mit sich herum, aus verschiedenen Gründen. Jeder versucht herauszufinden, an welcher Stelle das Schicksal, der Himmel oder die Mitmenschen ihn benachteiligt haben.

Finden Sie tief in Ihrem Herzen das ungemütliche Gefühl der Unzufriedenheit mit sich selbst. Fast jeder Mensch ist, zumindest an einem Punkt in seinem Leben, mit sich selbst uneinig. Wie kann man aber von Einigkeit und Harmonie mit den anderen sprechen, wenn Sie mit sich selbst nicht zufrieden sind! Jeder kennt dieses Gefühl, ob in einem höheren oder geringeren Maße.

Wir leben in chronischer Unzufriedenheit. Sie ist mal ausgeprägter, mal weniger ausgeprägt, mal ganz gering, aber ist fast immer in unserem Herzen präsent. Wie selten ist dagegen die Seligkeit! Wie wenig spüren wir Freude, Jubel, Vergebung und Liebe zum Leben, zu den Menschen und zum Raum! Das ist so selten in unserer alltäglichen Hast. Unsere Aufgabe ist es aber, Seligkeit, Ruhe, Weisheit und Kontemplation zum Grundzustand unseres Herzens zu machen.

Stattdessen ist unser Herz meistens von ständiger Hast und von Unruhe gequält, vom Gefühl, dass irgendetwas fehlt, dass man etwas sofort ändern müsste, damit alles stimmt. Wir suchen fieberhaft: Was ist denn falsch? Und finden es, weil wir uns immer die Aufgabe stellen, zu finden, was schlecht ist. Wir finden es und werden aus diesem Anlass nervös, verfallen in Unzufriedenheit und berauben uns der Freude. Und das geschieht nur deswegen, weil das erschöpfte, gequälte Herz die Welt so wahrnimmt. Nicht, weil die Welt schlecht ist, sondern nur deshalb, weil das Herz erschöpft ist. Und das Herz sucht mühsam, was man noch ändern könnte, es sucht nach der Ursache, warum es ihm so schlecht geht.

Jede Situation, jeden Menschen kann man aber genauso gut gelassen, unvoreingenommen, mit Ironie sowie mit Humor wahrnehmen. Man kann die Welt und sein Herz gelassen betrachten und die Energien damit beruhigen. Im Unterricht lernen wir, die chaotische Bewegung der Energien zu beruhigen, als würde sich ein Sturm auf dem Meer legen, als gingen die Wolken auseinander; der Wind lässt nach, und es herrscht wieder Stille nach dem Sturm.

Verstehen Sie: Je stärker Sie etwas verlangen, je stärker Sie verzweifeln und sich ärgern, weil Sie das Erwünschte nicht erhalten, desto weniger Chancen haben Sie, etwas vom Leben zu bekommen. Finden Sie sich mit Ihrer Situation ab - mit dem Mann, der trinkt oder fremdgeht, mit Geldnot, mit Krankheit, finden Sie sich damit ab ... Lieben Sie sich hier und jetzt. Und sehen Sie sich um: Es gibt alles zum Glück. Sie haben Ihr Leben, Kräfte für dieses Leben, Verwandte, Bekannte, die Welt, die Sie umgibt, Sonne, Himmel. Das ist viel. Aber wir merken nicht, was wir haben, bis wir es zu verlieren beginnen. Wir schätzen z. B. unsere Gesundheit erst, wenn sie uns vor ernste Probleme stellt. Ändern wir das jetzt!

Man muss sich immer im Zustand der Gelassenheit befinden, die jeweils bestehende Situation als Gegebenheit akzeptieren und Vorteile daran finden. Wenn Sie die Welt bewundern, stärken Sie Ihre Aura um ein Zehnfaches. Man braucht sich nur umzusehen und zu sagen: »Was für ein Glück! Wie schön ist es, in dieser kleinen bescheidenen Wohnung mit dieser kleinen bescheidenen Garderobe und mit so einer bescheidenen Küche zu leben! Es gefällt mir, so zu leben. Ich liebe mein Leben. Ich liebe meine Familie.« Wenn Sie das tatsächlich so meinen können, dann wird das alles von Ihrer Liebe erleuchtet. Und alles, was von der Liebe erleuchtet ist, vergrößert sich um ein Zehnfaches. Bewundern Sie sich, wie schön Sie sind, und Ihre Schönheit strahlt dann noch mehr. Jeder Mensch ist von Geburt an schön, aber nicht jeder akzeptiert es in sich.

Der normale Zustand des Menschen ist Seligkeit. Absolute Ruhe und Lebensfreude. »Ich lernte einfach nur, weise zu leben, in den Himmel zu blicken und zu Gott zu beten«, schrieb die große russische Dichterin Anna Achmatowa. Sobald auch Sie das lernen, beginnt sich die Gesundheit, mit der es bereits bergab ging, wieder zu verbessern, und Ihre Probleme lösen sich eins nach dem anderen in Wohlgefallen auf.

Ich kam an die Akademie, und vieles wurde für mich anders.

Gesundheitliche Veränderungen:
1. Die Mastopathie-Symptome sind verschwunden.
2. Die Osteochondrose-Beschwerden sind nicht mehr da.

3. *Lebensmut, Optimismus, Ausdauer kamen auf.*

4. *Der Schleimaustritt aus den oberen Luftwegen hat sich verringert.*

5. *Die Arbeitsfähigkeit hat sich erhöht.*

Veränderungen im Charakter:

1. *Ich fühle mich weiser, das Gefühl der Verantwortung hat sich erhöht, eine gewisse Zielstrebigkeit kam auf.*

2. *Ich wurde den Mitmenschen gegenüber toleranter.*

3. *Mein Mitleid den Menschen gegenüber wurde stärker.*

4. *Angst, Befangenheit und Zurückhaltung sind verschwunden.*

5. *Ich bekam Lust zu leben: Ich wollte den Menschen und der gesamten Welt Freude und Liebe schenken. Es war wie ein Feuerwerk der Gefühle. Das Leben schillerte auf einmal wie ein Regenbogen. Ich möchte unsere Welt noch schöner und wunderbarer machen, möchte, das alles Böse von unserem Planeten verschwindet.*

Ich wünsche Svetlana Michajlowna Peunova und allen, die ihr bei dieser schweren, aber so wichtigen Sache helfen, viel Erfolg.

L. B. Z.

Autogenes Training 5

DIE SITUATIONEN UND DIE WELT SO NEHMEN, WIE SIE SIND

Schauen Sie in sich hinein, und stellen Sie sich die Frage: »Worin stelle ich mich, unmerklich für mich selbst, über die Menschen, worin betrüge ich mich, worin grenze ich mich ab?«

Gestehen Sie sich Folgendes ein: »Wenn man mich anschwärzt, versuche ich mich zu behaupten, aber man muss das alles gelassen und mit

Liebe nehmen. Wenn man mir etwas vorwirft, versuche ich, mich zu wehren, aber man muss das alles gelassen und mit Liebe nehmen. Wenn man mich kränkt und auf meine empfindliche Stelle, auf meinen wunden Punkt tritt, auf einen Fehler zeigt, fühle ich mich ebenfalls gekränkt und versuche, mich zu wehren. Aber man müsste diesen wunden Punkt einfach nur heilen.«

Alle Versuche, sich zu wehren, sind Ausdruck des Stolzes. Öffnen Sie sich der Welt. Ein starkes Herz verschließt sich nicht vor der Welt, es nimmt alles auf.

Spüren Sie Ihre Kraft, Ihr riesiges Herz, das die gesamte Welt in sich aufnehmen kann, ein demütiges Herz, ein geduldiges Herz, das alles aufnimmt, was es in der Welt gibt – sowohl Vollkommenheit als auch Unvollkommenheit. Gäbe es keine Unvollkommenheit, gäbe es auch keinen Raum für Entwicklung, für Harmonisierung, die Welt würde aufhören zu existieren.

Wir spüren die Erhabenheit des Raumes und spüren, dass wir nur dann mit diesem Raum verschmelzen, wenn unser Herz von großer Demut erfüllt ist. Jeder Stolz, jede Erhebung über die Welt oder jeder Versuch, sich zu wehren, sich zu verschließen oder die Scham über die eigene Unvollkommenheit – auch das sind die Abgrenzungen vom Raum, das Verschließen vor der Welt, vor ihrer Liebe, ihrer Information und vor ihrer Energie.

Alles, was mit Ihrem »Ich«, mit dem kleinen und niedrigen Ego zu tun hat, grenzt Sie vom Raum ab. Vergeben wir von ganzer Seele alle Stiche, alle Schläge, die wir in unserem Leben von Bekannten, Fremden, Freunden und Feinden, Verwandten und Nicht-Verwandten erleiden mussten. Versuchen Sie, sich an alle Schläge der Mitmenschen zu erinnern und diese loszulassen.

Wir erinnern uns und sagen uns selbst: »Ich werde lernen, alle Menschen mit offenem Herzen, ruhigem Herzen, starkem Herzen anzunehmen, ohne gekränkt zu sein, ohne mich vor den Menschen, geschweige denn vor Angehörigen, zu verschließen.«

Erinnern wir uns an die immer überraschenden Schicksalsschläge und Wendungen. Wir müssen ebenfalls wissen, dass dies unsere Lektionen sind. Das Ziel dabei ist, dass wir in gegebener Situation eine besondere Art von Energie entwickeln, die es uns ermöglicht, die Welt aufzunehmen, uns nicht zu verschließen und nicht gegen sie, gegen das Schicksal und gegen unsere Mitmenschen zu wettern.

Verrat und Verleumdung müssen wir ohne Gekränktsein dem Leben gegenüber mit Würde als Lektion annehmen. Das ist eine Lektion für starke Herzen. Verurteilung oder Nachrede müssen wir gelassen hinnehmen, ohne uns über oder unter die anderen zu stellen. Genau das ist wahre Demut.

Doch stellen wir uns Folgendes vor: Ein geliebter Mensch, dem Sie vollkommen vertrauten, der Sie aber ständig betrogen hatte, verlässt Sie – diese Situation ist heute leider typisch für unsere Gesellschaft. Das ist bitter – ich will es nicht bestreiten. Für Sie bedeutet das, dass Sie einen Schlag von einer solchen Kraft erhalten haben, dass diese durch Vergebung und Verständnis bewältigt werden muss. Häufig ist dieser Mensch selbst in einem niedergeschlagenen Zustand, da ihm die Schwere seiner Handlung bewusst sein muss. Oft ist er selbst ein Spielzeug des bösen Willens von jemand anderem. Versuchen Sie, ihn zu verstehen und ihm zu vergeben, versuchen Sie weiterhin, einen normalen, einen guten Menschen in ihm zu sehen, in dem der Funke seiner Seele noch nicht erloschen ist. Dann wird dieser Funke in ihm glühen und die Hoffnung bleibt bestehen, dass er alles richtig erkennt und den rechten Weg im Leben findet.

Und das Wichtigste: Wenn Sie den nächsten Schlag vom Schicksal erhalten, müssen Sie mit Sicherheit wissen, dass es einfach der Bumerang-Effekt ist. Sie haben einfach nur einen Schlag zurückbekommen, den Sie einmal jemand anderem verpassten. Mit größter Wahrscheinlichkeit wissen Sie das nicht mehr. Vielleicht haben sich auch einfach viele kleine Schläge angesammelt, die Sie anderen Menschen verpassten, ohne groß darüber nachzudenken. Das Schicksal hat sie alle gebündelt und einen schweren und großen Schlag daraus gemacht.

Auf jeden Fall müssen Sie hier sehr selbstreflexiv sein und verstehen, dass nur Sie selbst Urheber des Schicksalsschlages sind. Verschmerzen

Sie diesen Schlag daher mit Würde, ziehen Sie Ihre Schlüsse daraus und lassen Sie nicht zu, dass Sie sich vom Schicksal gekränkt fühlen.

Nur wahre Demut macht Sie absolut stark. Vergeben wir doch allen, die uns verraten und bewusst oder unbewusst gekränkt haben, sowohl Freunden als auch Feinden!

Man sollte den Feinden keine große Bedeutung beimessen. Lassen Sie den Feinden keine Energie zukommen, sie sollen Ihnen fern werden und ihr eigenes Leben leben. Sie sind auch Menschen und gehen durch ihre eigene Schule. Und der Raum weiß besser, wer sie sind, wohin und wozu sie gehen. Der Raum kommt mit ihnen schon zurecht. Feinde gibt es, es muss sie in der Welt geben. Fremde Feinde verstehen und akzeptieren wir, wir vergeben ihnen, aber unsere eigenen Feinde? Versuchen Sie, auch eigenen Feinden hier und jetzt zu vergeben. Akzeptieren Sie Ihre bewussten Feinde einfach deswegen, weil Sie diese als Schule der Lebenserkenntnis brauchen.

Wenn Sie alle Krisensituationen richtig lösen, sie weise, gelassen und würdig hinnehmen, ohne sich dabei als Opfer zu betrachten, dann werden Sie stärker.

Viel Glück!

Komplexe, Komplexe ...

Im Herzen von beinahe jedem Menschen findet man eine Unsicherheit – Selbstwertmangel oder einen Mangel an Vertrauen in seine Kräfte oder Fähigkeiten. Doch das ist nur Ihre eigene Unsicherheit. Denn wenn etwas nicht klappt, dann haben Sie sich zu wenig darum bemüht, oder es ist noch zu früh, und Sie müssen abwarten.

Keinesfalls sollte man das als seine Unvollkommenheit oder Unfähigkeit verbuchen, im Gegenteil, man sollte darin einen Anlass sehen, sein Wissen zu vertiefen: Wenn man etwas nicht versteht, sollte man nach Antworten suchen. Allen Menschen sind von Geburt an die gleichen Fähigkeiten gegeben. Ein Beweis dafür ist der gleiche Durchmesser der Hornhaut des Auges, unabhängig von Alter, Rasse oder Wohnort ist die Hornhaut immer gleich groß, so der Professor der Ophthalmologie Ernst Muldaschew. Und die Augen sind immerhin der Spiegel der Seele ...

> Wenn du der Meinung bist, dass deine Mitmenschen
> dich nicht lieben, ist es ein Zeichen dafür,
> dass vor allem du dich selbst nicht liebst.

Trotzdem kultivieren wir in uns weiterhin den Minderwertigkeitskomplex. Es tut uns nach wie vor weh, wenn man uns auf unsere Fehler aufmerksam macht. Zu stark ist der Wunsch, vollkommen gut, richtig und würdig zu sein. Was geht im Herzen vor, wenn man uns auf unsere Fehler aufmerksam macht? Wenn die Umstände und Menschen von Ihnen verlangen, dass Sie anders handeln, als Sie es gewöhnt sind? Ist Ihnen häufig bewusst, dass diese Menschen Recht haben, Sie aber nicht für diese Menschen, sondern für sich handeln möchten? Wenn Sie das, was Sie besitzen, mit anderen teilen müssen, was spricht da in Ihrem Herz? Stellen Sie sich vor, dass Sie die notwendigsten, die liebsten Sachen mit anderen teilen müssen – was geht dann in Ihrem Herzen vor? *Seien Sie fähig zu teilen, und der Raum wird Ihnen das Zehnfache zurückgeben.*

Jeder von uns hält sich für ungeschützt. Jeder fürchtet, dass die anderen ihn kränken oder benachteiligen, entweder diejenigen, die einem nahestehen oder die, die einem weniger nahe sind. Sie denken, dass das Leben feindlich, schwer und gefährlich ist. Und statt an eine spannende Reise in die glückliche Zukunft denken Sie: »Ach, hoffentlich passiert nichts.« Ein und dieselbe Erscheinung kann man aus zwei völlig verschiedenen Blickwinkeln betrachten. Und es liegt nur an Ihnen, ob Sie ein Optimist sind und das Glas als halb voll sehen oder aber ein Pessimist, der das Glas für halb leer hält. Den Blickwinkel, aus dem Sie die Welt betrachten und Entscheidungen treffen, wählen Sie selbst.

Es liegt an Ihnen, wohin Sie schauen: von unten nach oben, oder von oben nach unten, oder gerade vor sich hin. Die Meinung eines Menschen über Ereignisse kann man auf den Kopf stellen. Daher ist es wichtig, nicht eine kleine Holzstange, sondern einen betonharten Balken Ihres Glaubens, Ihres Wissens und Ihrer Überzeugungen unter den Füßen zu haben und kosmische Gesetze im eigenen Leben und in der Welt durchzusetzen. Daher helfen wir an der Akademie unserer Hörern, die Ursache der Unsicherheit, Haltlosigkeit und Instabilität ihrer Stellung in der Familie, an ihrem Arbeitsplatz oder in ihrem Leben herauszufinden und die alten Minderwertigkeitskomplexe zu überwinden.

Vor der Svetlana-Peunova-Entwicklungsakademie war ich sehr verschlossen. Ich lebte wie in einem aus Krankheiten gewebten Kokon. Schon im September 2000, als ich in der 1. Stufe studierte, begann ich, die Dosis der Hormonpräparate allmählich zu verringern, die ich gegen Asthma angeordnet bekommen hatte. Im Oktober habe ich bereits ganz darauf verzichtet, und die Häufigkeit der Asthmaanfälle verringerte sich um ein Vier- bis Fünffaches. Bei mir handelte es sich um hartnäckiges, langjähriges Asthma. Und trotzdem war plötzlich eine so rasante Verbesserung zu sehen!

Ich bin Svetlana Peunova herzlich dafür dankbar, dass sie mir beigebracht hat, an mir selbst zu arbeiten. Mit 45 Jahren hatte ich immer noch keine Vorstellung davon, was

Liebe ist. In meinem Leben gab es Bindung, Sorge um die Angehörigen, Verantwortung für sie und vor ihnen, ich verspürte Angst und Treue, aber nicht mehr. Schon im nächsten Stadium meines Studiums spürte ich auf meinem Rücken aber Flügel wachsen, so dass ich mich vom irdischen Alltag abheben und frei »in die Luft fliegen« konnte.

N. A. S.

Autogenes Training 6

WIE ENTWICKELT MAN SELBSTVERTRAUEN?

Sehr tief und ernst schauen wir in unser Herz hinein und antworten ehrlich:

➤ Wie stark ist Ihr Wunsch, eine gewisse Position in der Gesellschaft einzunehmen, die Sie sich selbst ausgedacht haben?
➤ Wie möchten Sie aussehen?
➤ Inwieweit wollen Sie, dass jemand etwas Bestimmtes über Sie denkt?

Stellen Sie sich jetzt vor, jemand möchte Sie malen. Werden Sie sich angegriffen fühlen, wenn das gemalte Bild nicht mit dem Bild übereinstimmt, das Sie selbst von sich haben?
Schauen wir uns dieses gemalte Bild an:

➤ Wen möchten Sie aus sich machen?
➤ Wie wollen Sie sich sehen?
➤ Und was fehlt Ihnen?
➤ Warum eine solche Spannung, warum möchten Sie etwas mit Ihrem Willen erreichen?

64

➤ Warum reicht es Ihnen nicht, so zu sein, wie Sie jetzt sind?
➤ Was fehlt?

Sie suchen im eigenen Herzen eine Eigenschaft, die Sie glauben, verloren zu haben. Was fehlt Ihnen? Diese Eigenschaft ist winzig, klein, wie eine Erbse, die irgendwo in einen Spalt rollte. Wir finden sie. Das ist das Selbstvertrauen, der volle Respekt vor sich selbst, vollkommene Selbstgenügsamkeit.

Wenn etwas an Ihnen fehlt, heißt es, dass Sie noch nicht in der zehnten Klasse, sondern erst in der fünften sind. Nicht alle sind in der zehnten Klasse. Jeder hat sein eigenes Niveau. Gestehen Sie es sich zu, sich auf Ihrem Niveau zu befinden.

Finden wir heraus, was Ihnen fehlt:

➤ Möchten Sie ruhig sein? Suchen Sie diese Ruhe in Ihrem Herzen.
➤ Möchten Sie sicher sein? Suchen Sie diese Sicherheit in Ihrem Herzen.
➤ Möchten Sie Schutz vor emotionalen Angriffen durch Eigenliebe, wollen Sie Glauben und Liebe spüren? Suchen Sie danach in Ihrem Herzen.

Allmählich entsteht eine Sonnenkugel der Selbstsicherheit, Selbstakzeptanz. Absolute Wärme, Glauben und Gelassenheit ... Wie im Schlaf, wenn wir in der Früh schlummern und uns selbst absolut gelassen wahrnehmen.

Wir schlummern, und alles ist gut. Das ist die absolute Abwesenheit von Emotionen. Alles ist richtig, und Sie sind gut genug. Schauen Sie wieder Ihr Herz an – das Sicherheitsgefühl, die Gelassenheit, die Akzeptanz Ihrer Selbst und der Welt sind jetzt noch tiefer und kräftiger.

Sagen Sie zu sich: »Ich bin dort, wo ich sein muss. Das ist mein Platz im Leben, und er ist noch von niemandem besetzt. Ich bin dort, wo ich sein muss. Ich bin derjenige, der ich sein muss.«

Sie schämen sich für sich selbst, halten sich für nicht gut genug. Schüchternheit und Verschlossenheit tauchen aus den Tiefen des Herzens empor, aber sie leuchten noch stärker, wenn sie diese verschlingen. Es wird noch ruhiger im Herzen. Ihre Kraft wächst. Nur der Glaube macht Sie stark. Sie spüren die Kraft in sich. Sie sind sich Ihrer Kraft absolut bewusst.

Von nun an ist Ihr Motto: »Ich kann alles, was der Welt und dem Raum gefällt. Ich bin ein Teil des Raumes und bekomme die Informationen ständig nach meinem Glauben, nach meiner Offenheit und nach der Empfindlichkeit meines Herzens. Mein Herz beginnt, die Welt zu verstehen. Mein Herz beginnt, den Raum zu spüren. Mein Herz beginnt, die Menschen zu spüren. Ich spüre auch genau fremden Schmerz, fremdes Leid und versuche, jedem zu helfen, dem ich helfen kann – mit einem guten Wort, mit meiner Unterstützung, mit einem Ratschlag oder einfach geistig.«

Wenn Sie in das Himmelreich gelangen wollen, geben Sie alles hin, was Sie haben. Sie bekommen noch mehr.

Viel Glück!

ANGST

Was ist Angst, und wo kommt sie her? Die Angst ist der stärkste Magnet, wie eine Steckdose in der Wand, die unsichtbar ist, aber starke elektromagnetische Strahlung aussendet. Wenn der Mensch in der Nähe einer Steckdose schläft, wirkt sich das früher oder später auf seine Gesundheit aus, ähnlich wie eine kleine Vibration, die ein Gebäude nach und nach zerstört. Genauso eine unauffällige, aber ständige Angst schleppen die meisten mit sich herum, Angst, dass etwas passiert, dass etwas schief läuft. Aber genau diese Angst zieht Unglück an.

Der Mensch muss sich darüber bewusst werden, dass er Herr seines Schicksals ist, dass er jederzeit alles überwinden kann, und dass er über eine riesige Kraft verfügt. Wenn man dem Menschen einredet, dass er an einem bestimmten Tag zu einer bestimmten Uhrzeit stirbt und dies Tag für Tag wiederholt, dann passiert es auch, denn der Mensch wird daran glauben. Und es gilt: »Euch geschieht nach eurem Glauben!« Daher müssen alle Ängste aufgelöst werden; und damit sie verschwinden, muss man sie aufmerksam betrachten und verstehen, dass sie alle absolut grundlos sind.

Auch bei tatsächlicher Gefahr ist der sicherste Weg, diese Gefahr zu besiegen, keine Angst zu haben, auch nicht die Spur davon. Angst ist ein sehr großes Energieleck, sie nimmt Ihnen die gesamte Lebensenergie. Doch die Angst ist mit dem Glauben zu besiegen.

Wir sind ein Teil des Raumes. Sehen Sie sich gedanklich um, fühlen Sie sich als Teil davon. Wir bestehen aus Energien, die Energien des Raumes durchfließen uns, wir geben unsere Energie an den Raum ab und bekommen sie zurück.

> Angst um sich selbst macht uns zum Zentrum der Welt, das ist aber die größte Verzerrung.

Wovor haben Sie Angst? Warum fühlen Sie sich bedroht und schutzlos? Sehen Sie genau hin: Was droht Ihnen? Häufig droht Ihnen in der Tat nichts. Die Angst ist der Schlüssel zu Ihrer Energie. Wenn der Mensch Angst hat, reißt er all seine Schutzwälle sofort ein. Wenn eine kleine Angst entsteht, beginnt die Aura zu flattern und zu schrumpfen, und die Energie tritt aus ihr aus.

Und wenn die Angst groß ist, dann stößt die Aura sofort einen Impuls aus und platzt wie ein Luftballon. Dann haben Sie keine

Kräfte mehr, denn die Angst hat alle Kräfte genommen, sich gegen das Leben und gegen Umstände durchzusetzen ...

Die Angst ist im Menschen sichtbar. Selbst wenn ein Hund Sie angreifen will, wird er vor allem instinktiv spüren, ob Sie Angst vor ihm haben oder nicht. Und ich kenne mehrere Fälle, in denen die Menschen sich umdrehten und sich einem riesigen feindlich gestimmten Hund näherten, mit der Absicht, ihn zu erwürgen, weil sie keine Wahl hatten. Der Hund winselte und lief weg. Der wütende Hund wurde zum Feigling, weil der menschliche Wille viel stärker war!

Oft wird uns die Angst aufgezwungen, denn der Mensch ist ein steuerbares System. Er kann Gefühle und Gedanken wie eine Antenne, wie ein Radio, wie ein Fernseher empfangen. Gedanken und Gefühle können ihn von außen steuern, weil der Mensch nicht zwischen eigenen und fremden, ihm »zugesandten« Gefühlen unterscheiden kann. Darauf basiert die »Zombierung«, die Ausübung des Drucks auf Menschen.

Lassen Sie sich nicht steuern, und verbieten Sie sich für Ihr ganzes Leben, auch nur ein bisschen, tief in Ihrer Seele, Angst zu empfinden.

Haben Sie keine Angst vor Misserfolgen im Leben. Im Leben passiert nichts Schlimmes. Verlieren Sie eine Arbeitsstelle, finden Sie eine andere, möglicherweise eine viel bessere als diejenige, die Sie verloren haben. Was auch passieren mag, es ist noch nicht das Ende, das Leben ist noch nicht zu Ende. Dessen muss man sich immer bewusst sein. Man kann alles ändern, alles überleben, denn morgen ist immer ein neuer Tag. Und das Leben ist endlos, auch der Tod ist nicht der Tod, sondern der Übergang in eine neue Existenz, zu der wir uns im Laufe unseres Lebens den Weg bahnen.

> Die Angst zieht das Unglück an.
> Wovor du Angst hast, wird unbedingt passieren.
> Habe daher vor nichts Angst!

Alle Ängste haben kein Recht zu existieren, sie sind in der Natur nicht vorhanden, allein wir selbst lassen sie mit unseren Illusionen entstehen. Es gibt nichts im Leben, wovor man Angst haben sollte. Im Gegensatz, die Angst zieht das Unglück näher heran. Kraft, Weisheit und Ruhe lösen jede Gefahr auf. Je gefährlicher eine Situation ist, desto ruhiger, besinnlicher und weiser müssen Sie sein.

Recht oft haben Sie vielleicht auch Angst, weniger präsentabel auszusehen, als Sie es gerne hätten. Alle Menschen haben Angst, lächerlich auszusehen. Sehr wichtig ist es, hier zu verstehen, dass Sie dem Raum und Ihrem Herzen, aber keinesfalls der Meinung Ihrer Mitmenschen entsprechen müssen. Menschen in Ihrer Umgebung gibt es viele und auch Meinungen gibt es viele, die Ebenen ihres Bewusstseins sind unterschiedlich. Ihre Aura spiegelt oft das Bewusstsein eines anderen Menschen wider, der in Ihnen dann eigene Fehler erkennt. Daher sieht jemand in einem anderen Menschen, den er nicht mag, häufig sich selbst; er versteht aber nicht, dass es seine eigenen Eigenschaften sind, über die er sich ärgert.

Verbreitet ist auch die Angst vor der Zukunft: Sie sind sich nicht ganz sicher, dass sich alles so ergibt, wie Sie es sich wünschen. Vielleicht erwartet Sie aber eine Zukunft, von der Sie nicht einmal zu träumen wagen, eine bessere Zukunft? Glauben Sie daran, und es wird kommen.

An unserer Akademie befreien sich die Hörer von ihren Ängsten und erlangen die ersehnte Freiheit.

Die wichtigsten Veränderungen haben sich in meinem Bewusstsein vollzogen. Wenn ich zurückblicke, sehe ich an meiner Stelle einen ganz anderen Menschen. Eine der wichtigsten Eigenschaften, die ich erlangt habe, kann man mit einem Wort bezeichnen: Freiheit. Sie zeigt sich jetzt in allem. Ich habe mich von den Fesseln der Angst befreit, die die Ursache vieler Probleme sind. Ich nehme alle Situationen ruhiger, bin unabhängiger von den Meinungen anderer über mich, von Verurteilungen oder Beleidigungen. Was mir Gott gegeben hat, mich selbst, meine Familie, meine Freunde und die Situationen in meinem Leben, schätze ich nun höher: In meinem Leben gibt es jetzt mehr Liebe, mehr Freude, mehr Sonne.

In letzter Zeit beginne ich, mich von der Kraft des Gedankens zu überzeugen. Was ich auch immer denke (ob gut oder schlecht), wird sofort Realität: Die Busse kommen, ich bekomme meine Scheine an der Uni ... Ich muss mich nur richtig einstimmen, nur glauben, dass alles gut wird – und auf einmal klappt alles in meinem Leben.

Ich fühle mich wie eine Ameise, die sehr lange in ihrem Ameisenhaufen wohnte, nichts außer eigenen Problemen sah und nicht wusste, dass eine andere Welt, voll Liebe und Freude, existiert. Und auf einmal hob ein starker Wind diese Ameise auf die Spitze einer Birke, damit die Ameise begreift, dass sie ein Teil des Universums ist.

Ich möchte meinen Bericht mit dem Zitat aus einem russischen Lied abschließen:

»Wir haben nur ein Mittel, das Schicksal zu besiegen, nur einen Weg im Flimmern des Alltags. Die Wolken können wir schwer auseinandertreiben, was wir aber tun können, ist einander stärker zu lieben. Nur Liebe kann die Menschen einen, nur sie kann helfen, alle Schwierigkeiten gemeinsam zu überwinden. Nur die Liebe hilft mir, den von mir eingeschlagenen Weg zum Licht, zur Sonne, zum Frieden weiterzugehen.«

J. T.

Autogenes Training 7

WIE BEFREIT MAN SICH VON SEINEN ÄNGSTEN?

Schauen wir ganz, ganz tief in unser Herz hinein, finden wir dort unsere Angst – eine ganz kleine Schlange, die sich unter einem kleinen Stein versteckt. Wir finden diese Schlange: Die Angst, dass kein Geld mehr da ist, Angst, dass man krank wird, Angst, dass man seine Arbeit, seine Verwandten verliert. Das sind alles Tricks dunkler Kräfte, das ist ihre Suggestion.

Wir aber finden diese Schlange. Sie ist klein, wendig und versucht immer, sich zu verstecken, um Sie zu manipulieren, ab und zu zu beißen und sich von Ihrer psychischen Energie zu ernähren.

Angst ist ein äußerst starker Vampir, der ständig Ihre Lebensenergie absaugt.

Finden Sie diese Schlange in Ihrem Herz, und fangen Sie sie unter einem Glas. Nun ist sie gefangen, und Sie schauen die Schlange an.

Sie betrachten sie mit einem aufmerksamen Blick und sehen, dass sie gar nicht so stark und schrecklich ist. Sie verstehen nun, dass Sie viele Ihrer Ängste übertrieben und sogar selbst erfunden haben.

Die Angst für sich selbst macht Sie zum Zentrum der Welt, das ist aber die größte Verstellung. Schauen Sie sich diese Angst noch einmal an, wie gering sie im Vergleich zum Raum ist, welch ein kleines, winzig kleines Teilchen des Raumes Sie sind.

Man darf keine Angst um sich haben, man muss sich der Welt öffnen, dann gehört dieser riesige Energieozean Ihnen. Schauen Sie wieder in Ihr Herz, nehmen Sie diese kleine, unnötige, überflüssige Angst in sich unter die Lupe.

Machen Sie sich bewusst, dass Sie ein Teil des Raumes sind, die Angst Sie aber vom Raum, von den Energien des Raumes abschneidet. Die Angst ist Ihr Feind (auch wenn Sie Ihnen so gesehen hilft, endlich zu sich selbst zu finden ...).

Kehren Sie aus Ihrem Herzen noch einmal in den Raum zurück, öffnen Sie sich der Welt, öffnen Sie sich dem Himmel und der Sonne, und sagen

Sie:»Ich liebe die Welt. Ich bin ein Teil der Welt. Ich lebe in der Welt, und alle Energien der Welt sind mir leicht und frei zugänglich. Als untrennbarer Teil des Raumes bin ich dem Raum gegenüber offen.« Dieser Zustand ist der beste Ausweg aus jeder Situation. Die gesamte Energie ist Ihre, die gesamte Weisheit des Raumes ist Ihre, und eine richtige, kosmische Entscheidung kommt von selbst, und zwar in jeder Situation.

Denken Sie daran, dass man um die Kinder keine Angst haben darf. Denn damit schneiden Sie sie von der Hilfe der Welt ab. Die Kinder darf man nur bewundern, selbst die schwerstkranken – bewundern, an sie glauben und sie lieben, nur dann unterstützen Sie diese Kinder.

Angst um Kinder haben, vor allem um gesunde und glückliche Kinder, heißt, ihre Aura zu schwächen und einen großen Rückfluss der Energie von der Aura seines Kindes zu sich zu schaffen. Überängstliche Eltern sind daher unbewusst die aktivsten Energievampire für die eigenen Kinder.

Angst haben heißt einfach, sich selbst und sein eigenes Leben zu zerstören. Angst sollte deswegen absolut keinen Platz in Ihrem Leben haben.

Ihre kleine Schlange ist nun erstarrt. Unter Ihrem Blick wird sie immer kleiner, immer kleiner und verwandelt sich schließlich in einen Punkt. Und auch dieser Punkt löst sich unter Ihrem Blick auf, und im Glas erblüht eine Rose – das Symbol der Freude und des Glücks, der Liebe und Schönheit. Dann verschwindet das Glas, die Rose und öffnet sich den warmen Sonnenstrahlen.

So soll sich auch Ihr Herz in jeder Situation fühlen. Selbst die Stacheln dieser Rose können nicht stechen. Das Glas verschwindet, es bleibt nur die Rose, und diese beginnt aufzublühen.

Die Angst wird durch den Glauben besiegt. Sie sagen:»Ich glaube an die Welt. Ich glaube an mich selbst. Ich glaube an den Schutz des Raumes.« Der Glaube ist ein riesengroßer Schutzkanal. Der Glaube an die Gesetze der höheren Zweckmäßigkeit, an ein neues Leben – das ist die Rose. Wenn sie aufblüht, wächst der Glaube, und vor Ihren Augen entfalten sich große Rosenblätter, lebendig, strahlend ... Die Rose öffnet sich ... Und in der Mitte sehen Sie ein kleines rosa Kind, das Symbol des neuen Lebens. Das Kind in der Blume ist neuer Glaube, neue Kraft.

Ein Sonnenstrahl geht in Ihre Blume. Ein breiter Sonnenstrahl, der bedingungslos schützt und der Wärme, Leben, Kräfte, Freude und Gesundheit schenkt.

Ihre Rose wird so immer größer – und mit ihr wächst die Kraft Ihres Glaubens an die Gerechtigkeit der Welt. Sie sind absolut stark und geschützt. Sie können auch selbst schützen, wenn etwas Ihres Schutzes bedarf. Sie sind Schöpfer und ein Teilchen des Raumes.

Viel Glück!

DER RAUM UND WIR

Das Leben bringt uns durch unsere Angehörigen Geduld und Demut bei. Sie sind verpflichtet, sich mit ihnen abzufinden, sind verpflichtet, sie zu lieben, denn sie hat uns die Welt gegeben. Finden Sie die Harmonie mit ihnen, verschmelzen Sie Ihre mit deren Auras sowie mit dem Raum. Führen Sie sich einen Angehörigen vor Augen, der mit Ihnen unzufrieden ist, und sagen Sie ihm gedanklich: »Ich liebe dich trotzdem.«

Ihre Liebe wird Sie dann sicher in Ruhe und Harmonie hüllen. Lassen Sie keine Unzufriedenheit zu, auch nicht die geringste Selbstrechtfertigung oder einen Vorwurf gegenüber Mitmenschen, die mit Ihnen unzufrieden sind. Lieben Sie sie trotz allem. Lieben Sie sie einfach, und alle Pfeile, alle Funken, alle Schlammklumpen, die in Ihre Aura fliegen, werden nach dem kosmischen Abstoßungsgesetz weggestoßen. Denn Energien, die sich in ihren Vibrationen stark voneinander unterscheiden, stoßen sich ab; ohne in Berührung miteinander zu kommen, entfernen sie sich mit einer Wahnsinnsgeschwindigkeit voneinander.

Sie sind für den Raum, der Sie umgibt, verantwortlich. Sehr wichtig ist, dass Sie es mit Ihrem Herzen verstehen. Sie spüren den Raum um sich herum, der Raum ist ruhig, das ist Ihr Lebensareal. Sie atmen Ihren Raum, und jeder, der sich Ihnen nähert, empfindet auf einmal Ruhe, Liebe und Harmonie. So kommt man nach einem Sturm plötzlich in einen stillen Hafen. Und der Mensch, der sich Ihnen nähert, will bei Ihnen bleiben. Ein weiterer nähert sich – und dieser wird auch bleiben wollen. Ihre gequälten Herzen und Auras beginnen, sich zu beruhigen. Nur mit Ruhe und Liebe, als Vorbild mit einer eigenen Lebensweise kann man einen anderen Menschen positiv verändern, nicht mit Moralpredigten, nicht mit richtigen Worten. Wie viele Worte wurden bereits im Laufe von Jahrtausenden gesprochen, und keines davon erreichte das Bewusstsein des Menschen, wenn er es nicht mit seinem Herzen spürte.

Die Ruhe und Harmonie des Raumes werden allerdings ständig von Menschen verletzt, und das ist ein großes Vergehen. Womit verletzen wir die Schönheit der Welt? Vor allem mit dem Neid. Der Pfeil fliegt auf den zu, den wir beneiden. Wir verletzen, wenn wir gekränkt sind: Der Pfeil fliegt auf denjenigen zu, von dem wir uns gekränkt fühlen. Wir verletzen den Raum durch die Unzufriedenheit mit uns selbst, wobei wir uns selbst schlagen. Daher lernen die Hörer der Akademie, vor allem Ruhe in ihren Herzen zu finden.

Das, was Sie empfinden, ist nicht nur Ihre eigene Sache. Kontrollieren Sie sich in jeder Hinsicht: in Ihren Gefühlen, Ihren Gedanken, Ihren Worten und Handlungen. Denn mit Ihren Energien verletzen Sie sehr häufig die Harmonie anderer Menschen und die des Raumes. Kontrollieren Sie Ihre Gedanken – denn das sind (wenn auch unsichtbare) mächtige Energien.

> Jeder Mensch ist das, was er von sich denkt.

Es ist seit langem bekannt, dass jeder Mensch sich selbst erschafft. Wenn Sie sich unbegabt, unintelligent, unterentwickelt fühlen, dann werden Sie auch so sein. Wenn Sie sich nicht schön finden, dann wird Ihr Aussehen, und mag es noch so engelhaft sein, den Menschen nicht gefallen, weil Sie Unzufriedenheit mit sich selbst ausstrahlen. Denn die Menschen fühlen vor allem das Herz. Alle Gedanken kommen nur vom Herzen. Jeder Mensch setzt sich herab und hat Hemmungen, sich zu schätzen und zu respektieren. Aber wenn ein Mensch sich selbst schwächt, schwächt er auch die anderen, denn wir sind alle miteinander verbunden.

Sünde ist die Abgrenzung seiner selbst vom Raum, die Verletzung des Raumes, seiner Reinheit und Harmonie. Wir sündigen ständig, aber der Raum stößt uns nicht von sich, sondern er nimmt uns auf wie die eigenen Kinder, die ja auch oft Unrecht haben.

Erinnern Sie sich an die »Heimkehr des verlorenen Sohnes«? Wie sündig der Sohn auch ist, er bleibt trotzdem ein Sohn. Was Sie also auch tun, Sie bleiben trotzdem das geliebte Kind unseres Planeten. Die Vergebung bringt stets Freude. Die Erleuchtung der Aura ist immer eine Freude, wenn der Mensch erkennt und Buße tut, wenn er weint und aufrichtig um Vergebung bittet. Die Tränen reinigen immer. Scheuen Sie sich daher nicht zu weinen.

Versuchen Sie, sich bewusst zu machen, dass auch ein kleiner Gedanke den Raum verschmutzt, daher müssen die Gedanken immer klar und positiv sein. Verbieten Sie sich, zu denken, dass alles schlecht ist, dass Sie unglücklich sind. Wie stark dieser Wunsch auch sein mag, wie sehr Sie sich auch bemitleiden mögen, geben Sie diesen Wünschen nicht nach. Denn wenn Sie sich bemitleiden, ruinieren Sie sowohl sich selbst als auch das mentale Feld der Menschen um sich herum. Der Mensch, der sich selbst irgendwo an einem anderen Ende unseres Planeten bemitleidet, hat Ihre Gedankenform angezogen, denn *Gleiches zieht Gleiches an,* und hat damit seine negativen Energien durch Ihre verstärkt. Mit Ihrem Unglück helfen Sie so anderen Menschen, sich im Extremfall selbst zu

töten, Sie erschüttern den Raum, wenn Sie negative Gefühle heraus-
lassen. Der Raum zittert vor Spannung, während er doch aber in
Klarheit, Glück und Harmonie leben möchte. Alles, was Ihnen passiert, hat seine Gründe. Aber Sie möchten nichts von diesen Gründen wissen, denn es ist schwierig, sich selbst zu analysieren und die
eigenen Fehler zu korrigieren. Wenn es Ihnen schlecht geht, wollen
Sie sich nicht zurückhalten, sich nicht auf die Liebe einstimmen,
sondern Sie erschüttern lieber den armen Raum und alle Menschen
um sich herum. Wenn ein Mensch einen Eimer schmutziges Wasser
in einen kristallklaren See ausschüttet, wird sowohl er als auch die
anderen Bewohner des Dorfes aus diesem See trinken müssen, wenn
man das Wasser nicht noch anderswo herbekommen kann. So leben
auch wir. Was Sie in das Feld unseres Planeten auch ausstoßen, sowohl die anderen Menschen als auch Sie selbst nutzen diese Energie, denn eine andere Energie gibt es nicht.

Es ist notwendig, sich die Harmonie bewusst zu machen, sie
nicht nur in Worten zu verstehen, sondern sie im eigenen Herzen
zu spüren. Darin liegt meiner Ansicht nach das Wichtigste, was die
Hörer unserer Entwicklungsakademie erlangen.

> Seien Sie glücklich mit sich selbst
> und harmonisch mit der Welt.

*Ich kam an die Akademie, weil ich kein Ziel in meinem Le-
ben hatte, ich verstand nicht, was »Harmonie in der Seele«
bedeutet. Daher gab es sie für mich auch nicht – ich spürte
nur eine Leere im Herzen. Alles erschien grau, die Welt, die
Menschen, absolut alles, ich konnte nicht lächeln. Nach
der Ausbildung hat sich allerdings alles verändert: Ich freue
mich über jeden neuen Tag, über die Sonne, über den
Himmel, über die Sterne, sogar über den Regen freue ich*

mich. Ich habe gelernt zu lächeln, erst nach der Akademie erfuhr ich, was Lebensfreude ist.

Ich habe einen Bruder, Rafail, er war drogensüchtig. Svetlana Peunova sagte mir schon bei der Beratung, dass ich mich an sie wenden, um Hilfe bitten darf. Ich bat sie ständig, und das Wunder geschah – mein Bruder wurde wieder gesund.

A. F. M.

EGOISMUS

Menschliche Gedanken haben die Eigenschaft, die Energie aus dem Raum zu nehmen oder sie an den Raum abzugeben. Wo Sie hinblicken, dahin richtet sich auch Ihre Energie. Wenn Sie nur in sich selbst, in Ihr Privatleben schauen, so ziehen Sie die Energie für sich aus dem Raum. Egoismus heißt, sich nur zu verschließen. Ein ausschließliches Interesse nur für sich selbst ist eine Art Vampirismus. Jeder muss sich aber selbst genauso lieben wie seinen Nächsten, denn auch Sie sind ein Teil Gottes. Wenn Sie sich daher selbst nicht lieben, verachten Sie folgerichtig auch Gott ...

Wir leben alle ständig in Illusionen, leben unser eigenes Leben in der eigenen begrenzten kleinen Welt. Jeder von uns sieht die Welt nur aus dem Inneren seiner Schale heraus, als seien wir in einem engen Ein-Mann-Tauchboot ins Wasserreich hinuntergekommen und würden nur den Teil der Wasserwelt sehen, auf den der Scheinwerfer sein Licht wirft. So lebt ein Durchschnittsmensch, und das Gesamtbild der Welt ist ihm nicht zugänglich. Das ist normal. Viele Menschen suchen nach Wahrheit und gehen daran vorbei. Viele sehen nur sich selbst, nur die eigenen Probleme, das eigene Leben, die Menschen, die sie hier und jetzt umgeben. So schwer ist es, sich von den aktuellen, akuten Interessen abzuheben, Distanz dazu zu wahren und die Welt objektiv, mit einem weiten Blick zu betrachten. Die Bewusstseinserweiterung vollzieht sich sehr langsam.

Der durchschnittliche Mensch versucht immer, etwas von der Welt zu bekommen und begreift nicht, dass er ja nicht nur da ist, um zu nehmen, sondern auch, um die Welt verstehen zu lernen und mit ihr harmonisch zusammenzuwirken, mit den Lebensenergien, von denen es auf jeder Ebene des Seins eine Vielzahl gibt. Der Mensch hat gleichzeitig viele Energien um sich, nur versteht und spürt er sie nicht, so dass sie meist alle gegen ihn arbeiten.

> Lerne dich selbst kennen, und die Welt
> wird dich unbedingt auszeichnen.

Die Menschen ziehen Energie an sich heran – mit ihrem Interesse für sich selbst, der Liebe für sich selbst, aber auch der Sorge um sich selbst.

Was lässt Kränkungen entstehen? Die Sorge um sich selbst.

Was lässt den Wunsch entstehen, Menschen zu führen? Die Sorge um sich selbst.

Jeder zieht die Decke auf sich, und die Decke reißt bald, denn jeder braucht ja ein Stück. Das ist ein aussichtsloser Weg, der aber für alle unsere Krankheiten und Probleme verantwortlich ist.

Jeder kann in dieser Welt nur sich selbst verändern. Aber wir versuchen, unsere Mitmenschen zu verändern, in der Familie, in der Arbeit, in der ganzen Welt ...

78

Ändere dich, und die Welt um dich herum ändert sich sofort auch, weil sich deine Energien verändern. Um dich herum wird es heller. Alle Menschen werden dann unterbewusst deine Gesellschaft suchen und in deiner Nähe aufblühen.

So ist die Welt beschaffen, aber wer weiß es schon, wer erinnert sich daran? Viele denken nur an die grobe Materie und nicht an die feinen Energien um sie herum.

Alle unseren Gedanken, Gefühle und Handlungen müssen wir aber am kosmischen Raum messen und denken: Was hat denn mein Gedanke der Welt gebracht? Was hat denn mein Gefühl der Person gebracht, an die es gerichtet ist: Freude oder Sorge, Unterstützung oder einen Entzug ihrer Energie?

> Wenn Sie sich dem Raum öffnen,
> nehmen Sie seine Weisheit und Kraft in sich auf.

Hören Sie auf, sich nur für sich selbst zu interessieren und nur Ihre eigenen inneren Interessen zu befriedigen. Nehmen Sie alles um sich herum wahr, und Sie werden die Welt gewinnen. Werden Sie ein wunderschöner Lotos, der sich der Sonne entgegenstreckt, werden Sie zu dem, der den Himmel, die Sonne und die Schönheit um sich herum sieht. Und dann eröffnet sich Ihnen das Geheimnis, wie Sie Verurteilung und Egoismus aus Ihrem Leben beseitigen und Ihr Herz und Ihre Seele ins Gleichgewicht bringen können.

Die Entwicklungsakademie hat mir geholfen, mich selbst objektiv zu betrachten und meine Umwelt mit anderen Augen zu sehen. In der täglichen Hast fehlte mir die Zeit, darüber nachzudenken, wozu und warum ich lebe. Und nun hat sich alles auf den Kopf gestellt, alle Vorstellungen über das Leben haben sich verändert. Nun erscheint alles im Leben gerecht und harmonisch.

L. P. K.

Kapitel 4

EUCH GESCHEHE NACH EUREM GLAUBEN ...

*»Krankheit kommt von der Sünde«, heißt es in
der Heiligen Schrift, z. B. Krankheit aufgrund
von Unvollkommenheit der Vergangenheit.*

Helena Roerich, »Lebendige Ethik«, Serdze, 96

*Fragen der Selbstentwicklung und der Gesund-
heit eines Volkes sind eng miteinander verbunden.*

Helena Roerich, »Lebendige Ethik«, Aum, 425

Jede chronische Erkrankung ist die Folge eines negativen Charakter-
zuges des Menschen, ein Produkt seines Irrtums. Jeder Mensch sieht
sich selbst von innen und stellt seine Ansprüche an die Menschen
und an die Welt, er versucht, diese an sich anzupassen, sie möglichst
ganz für das eigene Wohl zu nutzen.

Dies ist die Position der meisten durchschnittlichen Menschen: möglichst viel nehmen und möglichst wenig geben. So
kommt es auch zu gegenseitigen Beleidigungen, Forderungen, Ansprüchen ...

Jeder von uns erschafft sich seine eigenen Verhaltensmuster für seine Mitmenschen. Die dominierende Einstellung dabei ist leider oft: »Er muss ... Sie muss ...« Doch in Wirklichkeit muss niemand etwas, jeder Mensch hat das Recht auf seine eigenen Meinungen und Handlungen. Dies geht aus dem kosmischen Gesetz des freien Willens hervor.

Die Unterdrückung des freien Willens eines Menschen ist einer der am meisten verbreiteten Fehler. Man darf niemanden unterdrücken und zwingen (selbst die eigenen Kinder nicht), man darf dem Menschen nur seine Fehler erklären. Vielleicht sind Sie ja auch derjenige, der sich irrt?

Es ist besser, die eigenen Fehler selbst herauszufinden, bevor einen der Raum auf diese Fehler durch Krankheiten und Misserfolge aufmerksam macht. Also ist es in jedem Fall günstiger, die Situation objektiv einzuschätzen, d. h. im Einklang mit den kosmischen Gesetzen. So lernen unsere Schüler, sich selbst von außen zu betrachten und ihre Lebensprobleme objektiv, im Einklang mit den Energien des Raumes zu lösen, indem sie damit verschmelzen, statt die Energien und sich selbst zu ruinieren.

Ich kam per Zufall an die Akademie, eine Bekannte hatte mich mitgenommen. Ich litt an extrem starken Kopfschmerzen, begleitet von Übelkeit. In diesen Stunden war ich unfähig zu arbeiten. Darüber hinaus bin ich von Natur aus sehr emotional, ich hatte alles sehr persönlich genommen und es nah an mein Herz gelassen. Der Unterricht an der Akademie brachte wieder Freude in mein Leben, die Schmerzen gingen unauffällig weg und mit ihnen auch die Übelkeit.

G. M. S.

GLAUBE

Wenn Sie gleichgültig um Energie, Information und Heilung bitten, werden Sie diese nicht bekommen. Allein der Glaube und die Liebe öffnen den Energieaustausch.

Misstrauen in sich selbst ist vergleichbar mit der Situation, wenn Sie über eine Hängebrücke gehen, die über einer Kluft schwankt. Sie schaffen diese Brücke selbst, Sie bauen diese Brücke mit Ihrer Unsicherheit. Und je mehr Sie der Unsicherheit in sich selbst nachgeben, desto stärker wackelt die Brücke. Es liegt nur in Ihrer Hand, die Brücke aufzuhalten oder sie noch hoffnungsloser zum Wackeln zu bringen. Schauen Sie sich an, wie die Brücke schwankt ...

In Wirklichkeit gibt es nichts im Raum, was stärker ist als der menschliche Glaube, das müssen Sie wissen. Sie bündeln Ihren gesamten Willen in einer Faust und sagen: »Und ich glaube doch!« Ihre Brücke verwandelt sich sofort in eine Betonfahrbahn, in eine todsichere Brücke. Glauben oder Nicht-Glauben – das liegt nur in Ihrer Macht, nur Sie allein haben das Recht zu entscheiden, ob Sie glauben oder nicht; es wird niemand für Sie übernehmen.

Nur der Glaube schenkt Ihnen auch den Rest: Fertigkeiten, Glück, Erfolg und Errungenschaften. Sie brauchen nur zu glauben – alles andere kommt hinzu. Alles, was Sie in Ihrem Leben benötigen. Machen Sie sich bewusst: Ist der Glaube absolut, werden Sie zum Schöpfer, dann bauen Sie alles. Der Mensch kann alles, denn er ist ein Teil der Weltseele. Sie kann erschaffen, und sie gab diese Fähigkeit auch an die Menschen weiter. Jedes Leben kann man korrigieren. Alles ist möglich, und alles hängt nur von Ihnen ab. Aber haben Sie die Kraft?

Der heutige Mensch glaubt häufig nicht an die eigene Kraft, seine Lebenseinstellung ist vielmehr das Warten – warten, bis etwas von selbst kommt, bis jemand das große Los auf einem silbernen Tablett bringt, warten, bis etwas passiert, bis man endlich ein Geschenk bekommt. Ja, es gibt Geschenke an unserer Akademie, sehr wesentliche Geschenke, aber erst nachdem Sie sich diese verdient haben. Die ersten Geschenke sind dazu da, den Glauben zu geben, damit Sie erkennen, dass es tatsächlich existiert. Die weiteren bekommen Sie nur nach Ihren Handlungen, Ihrer Arbeit, Ihrem Glauben.

»Euch geschehe nach eurem Glauben ...« Dies ist ein absolutes Gesetz. Der europäische Mensch ist es nicht gewohnt zu glauben, er ist es gewohnt, mit Logik und Beweisen zu denken, aber eigentlich kann man doch alles Mögliche beweisen, wenn man es will. Im Altertum z. B. haben Menschen, die Redekunst studierten, Wettbewerbe veranstaltet: Innerhalb von 30 Minuten mussten sie eine Theorie beweisen, und zwar so, dass das Publikum mit ihren Argumenten vollkommen einverstanden war. In den weiteren 30 Minuten mussten sie das Gegenteil beweisen, und zwar ebenfalls so, dass das Publikum keinen Haken daran finden konnte. Und das schafften viele. Auch in unserer Zeit beherrscht die Logik unseren Lebensstil, aber leider nicht die Intuition, nicht das Herz. *Es ist jedoch nicht der Verstand, der den Menschen führt, sondern das Herz. Es ist nicht der Verstand, der glaubt, sondern das Herz.*

> *Ich überwinde das, ich trau',*
> *ich denk', ich glaub', ich weiß genau.*
> *Im Himmel mag es Wolken geben,*
> *doch wird dort mein Strahl fortleben.*
> *Und manchmal schleudern mich ins Meer*
> *meine Irrtümer.*
> *Doch bin ich immer froh und frei von Kummer.*
> *Wahrhaftig glaub' ich an Gottes Beistand.*

Ich halte durch, zur Bruderhand
verkürz' ich den Abstand.
Die Kräfte haben mich verlassen, und ich flehe
und suche einen Ausweg in der Nähe.
Das Schwert versagt, die Rüstung schwach,
doch ich geb' nicht auf.
Die Seele fliegt, und einfach darauf
gibt's keine wahren Worte, nur mein Glaube wird sagen,
dass, wem er lieb und wer es weiß,
den Traum er zeigen wird.
Der heißt Geistkrieger und ist zum Kampf geboren,
er hält den Himmel und ist dadurch erkoren.
Am Abgrundsrande schreitet er, furchtlos, zur Wahrheit,
mit Gott im Herzen, auf den rauen Wegen,
in Absolutheit.

J. Marinitschewa

Ihr Glaube wächst wie ein Kristall in konzentrierter Lösung. Das Einzige, was Sie aus diesem Leben in das nächste mitnehmen, ist die höchste psychische Energie, die sich kristallisiert und im »Weisheitszentrum« Ihrer Aura ansammelt, und diese Energie kann nur durch Glauben erworben werden, der den Kanal für den Empfang dieser Energie bereitstellt.

Spüren Sie Liebe und Glauben in Ihrem Herz, denn diese sind von höchstem Wert. Liebe und Glauben helfen dem Menschen, alle Krisen und alle Konflikte zu bewältigen und zu vergeben. Liebe und Glauben machen den Menschen stärker, machen sein Herz unverletzlich, und dann kann die Eigenliebe nicht mehr stechen, weil Sie lieben, glauben und automatisch vergeben. Spüren Sie ein Riesenglück in Ihrem Herzen – nur deshalb, weil Sie leben, weil es Sie gibt. Alles, was Sie erleben, alles, was sich um Sie herum ergibt, ist notwendig. Ihr Problem ist, den richtigen Ausweg aus der bestehenden

Situation zu finden, die Lektion richtig zu lösen, dann werden Sie klüger, stärker und besser und dürfen in die nächste Klasse der Lebensschule.

Die Seele des Menschen ist ein Funken der Weltseele, man muss diesen Funken nur finden, aufblasen, vergrößern und an ihn glauben. Finden Sie in sich selbst neben Ihrem Minderwertigkeitskomplex auch den kleinen Funken Hoffnung, dass Sie doch etwas können. Das Licht einer kleinen Kerze, das Licht der Hoffnung ist da. Mit diesem Licht können Sie die Arbeit beginnen, aber fortsetzen müssen Sie die Arbeit mit einem riesigen Glauben. Nur der Glaube führt den Menschen hin zum Sieg. Warten Sie nie untätig auf das Ergebnis mit der Einstellung: Es klappt oder eben nicht, es wird etwas oder eben nicht, ich schaffe es oder eben nicht. Beginnen Sie keine Arbeit, und fangen Sie kein Unternehmen an, bevor Sie sich selbst davon überzeugen, dass Sie es schaffen: Ja, ich kann es, und ich mache es jetzt ganz bestimmt. Die Kraft des Glaubens macht für Sie alles, was Sie tun müssen. An Ihnen ist es nur zu glauben. Der Erfolg hängt immer nur von der Kraft der Bestrebung, von der Geschwindigkeit der Bewegung Ihrer Seele und von Ihrem Glauben ab. Der Glaube ist Ihr Erfolg.

> Der Glaube bestimmt alles.
> Der Glaube baut auf, der Unglauben zerstört.

Die Heiligen hatten immer zuerst geglaubt und dann erreicht. Nur ein absoluter Glaube führt zu geistiger Selbstentwicklung. So viel Kraft, wie Ihre Seele hat – alles muss man in den Glauben stecken. Der Glaube an Erfolg bringt Erfolg. Der Glaube an Sieg bringt Sieg.

Glauben ist ein kosmisches Gesetz, und für mich das erste und das allerwichtigste. Denn alles, woran Sie glauben, geschieht. Glaube ist Schöpfung. Wir müssen zusammen mit dem absoluten Glauben unser Leben und das Leben um uns herum im Raum, das Leben auf der Erde schaffen.

Nur der Glaube hilft uns, Prüfungen zu bestehen oder durch einen dunklen Tunnel zu gehen, ohne zu wissen, wo das Ende ist. Nur der Glaube führt Sie, wenn Sie im Dunkeln tappen.

In den zwei Monaten an der Svetlana-Peunova-Entwicklungsakademie erreichte mein arterieller Blutdruck wieder normale Werte, Schwermut und das Gefühl der Ausweglosigkeit verschwanden, selbst der Zahnschmelz war wieder gesund.

Und nun das Wichtigste: Mein Enkel litt an Bronchialasthma. Bereits nach den ersten Behandlungstagen konnte er ruhig schlafen, es kam nicht mehr zu Anfällen und wir haben sogar die Medikamente vergessen. Wenn das kein Wunder ist!

Glauben Sie mir, es ist nicht leicht, das Böse und die Spinnennetze zu lösen, in denen wir selbst und unser Bewusstsein gefangen sind. Nun ist mein Geist aber stärker, und ich selbst habe noch eine größere Zuversicht, dass im Kampf zwischen dem Guten und dem Bösen das Gute siegt. Man kann von der Sonne nicht weg, ich gebe die Hoffnung nicht auf, alle noch verbliebenen Probleme zu lösen.

L. P. G.

Was fehlt uns allen? Der Glaube an sich selbst, Zufriedenheit mit sich selbst, Respekt sich selbst gegenüber. Sie kennen Ihre Kraft. Nur der Glaube macht Sie stark.

An das Zentrum für holistische Medizin »The Way to the Sun« wandte ich mich im April 1999, als bei mir Anämie, also Blutarmut, festgestellt wurde. Ich fühlte mich sehr schlecht: starke Kopfschmerzen, pulsierender, in die Schläfen ausstrahlender Schmerz, große Schwäche, sehr niedriger Blutdruck und Herzklopfen, so stark, dass ich nicht einschlafen konnte, quälten mich. Eine langwierige Behandlung mit Medikamenten, Injektionen, vitamin- und eisenreicher Ernährung brachte keine Ergebnisse.

Im Zentrum hat man mir sehr geholfen. Schon nach den ersten Behandlungstagen fühlte ich mich besser und wurde nicht so schnell müde. Ich spürte einen Energiezufluss, die Kopfschmerzen ließen allmählich nach, der Hämoglobinspiegel, den ich selbst mit Medikamenten nicht einmal auf 90 g/l brachte, stieg auf 100 g/l.

Ab dem 1. September begann ich, die Schule zu besuchen. Nach Abschluss der ersten Stufe war ich absolut gesund. Der Hämoglobinspiegel hat sich normalisiert, er hält zwischen 115 und 127 g/l und sinkt nicht unter 100 g/l.

Ich bin dem Zentrum »The Way to the Sun« dankbar. Dort habe ich wunderbare Menschen kennen gelernt, die im Zentrum arbeiten. Meine Verbundenheit gilt in erster Linie Svetlana Peunova, da sie und natürlich die anderen Mitarbeiter des Zentrums mir geholfen haben, mich von der Krankheit zu befreien. Vielen DANK und mein Respekt für das, was Sie für uns Menschen tun. Ich freue mich darüber, dass es dieses Zentrum gibt, wo man in schwierigen Zeiten Unterstützung und Hilfe bekommt.

N. G.

Ich wünsche Ihnen, unter keinen Umständen den Glauben zu verlieren. Bis zur letzten Sekunde muss man glauben, und die Hilfe wird immer kommen. Der Glaube ist ein Kanal, über den Hilfe kommt. In welcher Form die Hilfe Ihnen auch gesandt wird, Sie werden diese nicht annehmen, wenn Sie keinen Glauben haben, wenn Sie verzweifelt sind, wenn Sie sich verschließen. Daher ist der Glaube das Erste, was alle Religionen predigen.

Vor meiner Ausbildung an der Akademie war ich eine beschränkte Frau mit kleinlichen Interessen. Ich hatte große Probleme in der Familie – zuerst die Scheidung, dann Gerichtsverhandlungen, dann verlor ich meine Arbeit, in die ich meine ganze Seele gesteckt hatte. Mit meiner Gesundheit ging es plötzlich bergab. Es kam zu Nervenzusammenbrüchen, und ich verstand mich mit meinem Sohn nicht mehr. Ich fühlte mich von der ganzen Welt gekränkt, glaubte an nichts und suchte Hilfe bei verschiedenen älteren »Heilerinnen«, aber die Hilfe blieb aus. Was ich auch anfing, alles war für mich nichts. Ich wusste nicht, womit ich eine solche Strafe verdient hatte.

Die Svetlana-Peunova-Entwicklungsakademie half mir zu begreifen, dass das Leben nicht nur aus materiellem Wohlstand besteht, sondern dass es auch Besinnung und geistige Offenbarung ist. Meine Beziehung zu meinem Sohn und zu meiner Mutter ist jetzt wieder in Ordnung – nun kann ich mit ihnen ruhig sprechen und unsere Beziehungen positiv gestalten. Ich glaube, auch sie haben sich verändert und sind viel toleranter geworden.

T. M. K.

FAULHEIT UND PASSIVITÄT

Jesus sagte, dass der Mensch alles auf diesem Planeten mit seinen Armen und Beinen erreichen muss. Faulheit ist ein Verstoß gegen die Gesetze des Kosmos, womit nicht gemeint ist, dass wir jeden Tag bis zur Erschöpfung herumrennen sollen. Die Arbeit im Geist ist viel wesentlicher. Aber wir tun zu wenig, um etwas an unserem Leben zu verändern. Wir erwarten ständig Hilfe, Mitleid, Unterstützung und Verständnis seitens der anderen, wir verlangen von den anderen, vielleicht auch vom Leben: Gib uns, hilf uns. Aber wir selbst?

Wir alle kennen das Verlangen nach Bequemlichkeit, Gemütlichkeit, Geborgenheit, Wärme, Wonne, Sättigung, leckerem Essen und teuren Dingen. Wir fühlen uns von allen Menschen, ob diese uns nah oder fern stehen, beleidigt, wenn sie uns die Weisheit des Raumes beibringen wollen, wenn sie uns zeigen: Du bist nicht alleine, beachte alle anderen. Wir fordern wieder und wieder, ziehen Energie, Gedanken und Gefühle anderer Menschen an uns heran und verstoßen so gegen die Weisheit des freien Willens. Wir sind faul, das heißt, wir behalten unsere Energie für uns und verwenden sie nicht dazu, um uns selbst und die Welt zu verändern.

Doch der Augenblick unseres Lebens ist kurz. Ist es da nicht besser, diesen rein zu halten?

(...) Ich begann überhaupt zu verstehen, warum es im Leben zu diesen oder jenen Ereignissen kommt. Die negativen Situationen nehme ich nun gelassener. Ich verurteile die Menschen nun nicht mehr, weil sie etwas anders machen, als ich es für richtig gehalten hätte.

Wenn ich früher sehr häufig in Erwartung eines negativen Ereignisses (oder wenn es zu diesem Ereignis kam), nervös war, so bin ich nun immer häufiger ausgeglichen. Auf jeden Fall verspüre ich keine Lust mehr zu schreien oder den Kopf gegen die Wand zu stoßen, wenn sich etwas anders ergibt, als ich es erwartet hatte. Denn nun verstehe ich: Mehr, als man sich selbst mit seiner Lebensweise und seinen Gedanken verdient hat, bekommt man nicht, und man sollte deswegen seine Lebenskräfte, seine Zeit und Gesundheit nicht verschwenden.

Ich verstehe nun, warum es im Leben regelmäßig zu den gleichen Ereignissen kommt oder warum Voraussetzungen für diese Ereignisse entstehen, nur die Interpretation variiert. Es hängt einfach damit zusammen, dass ich diese Situationen falsch löste, und das Leben bietet mir dann die Möglichkeit, es in der gleichen Situation noch einmal zu versuchen. Wenn ich die Situation wieder falsch löse, kann diese wieder auftauchen.

J. A. K.

Ich litt an allen denkbaren chronischen Erkrankungen: Herz, Bronchien, gynäkologische Probleme, Blutdruck, chronische Anämie. Ich war auf Tabletten und Spritzen angewiesen und auf Asthma-Spray bei Asthmaanfällen. Wegen der Atemnot konnte ich nicht schnell gehen.

Nach der Akademie kann ich den Kopfschmerz und den hohen Blutdruck selbst heilen, das Wichtigste ist aber, dass die Schmerzen im Herz nicht mehr da sind. Ich nehme keine Medikamente mehr. Nur Erkennen, Glaube und Liebe zu allem können heilen.

J. B.

Autogenes Training 8

PESSIMISMUS AUFLÖSEN

Pessimismus ist eine sehr schmeichlerische, fast unhörbare Welle der Hoffnungslosigkeit: »Wozu denn das alles, vielleicht braucht man das doch gar nicht, vielleicht sollte man sich irgendwo erholen.« Das ist aber eine Täuschung, denn im Leben gibt es keine Erholung in dem Sinne, dass sich alles durch Abwarten von selbst lösen wird. Wir sind hier auf der Erde, um an uns zu arbeiten, um uns jeden Tag einen Schritt näherzukommen, um uns weiterzuentwickeln.

Machen Sie sich bewusst, dass Faulheit und Verzweiflung unterirdische, unterdrückende Energie sind. Vom Himmel kommen nur *Liebe, Schöpfung, Glaube, Hoffnung und Lebensfreude.*

Wir schicken nun in unser liebes Herz einen riesengroßen Batzen Glauben und Liebe und sehen, dass es nur von diesen Gefühlen erleuchtet wird, es lebt auf, glitzert und spielt mit allen Farben des Lebens, es freut sich.

Wir sagen: »Ich weiß, Pessimismus ist nur eine Illusion. Nur in Schöpfung, in Tat, in Liebe, im Optimismus und im Glauben liegt Leben. Einen riesengroßen Glauben schicken wir dem Pessimismus entgegen. Einen stählernen Glauben. Alles wird gut.«

Autogenes Training 9

WIE BESIEGT MAN SEINE FAULHEIT?

Die Faulheit ist ein sehr großer Fehler. Wir versuchen aber, diesen in unserem Leben zu kaschieren und sagen: »Macht nichts, vielleicht nächstes Mal. Ist nicht schlimm«. »Nicht schlimm« gibt es nicht. Man darf die Zeit hier auf der Erde, in der man sich vervollkommnen will, nicht vergeuden.

Faulheit steht im engen Zusammenhang mit dem Zeitverlust. Und Zeit zu verlieren heißt, eine Kostbarkeit zu verlieren, die man Ihnen gewährt hat und die sich niemals wiederholt. Die Faulheit führt dazu, dass Sie wochenlang, monatelang, jahrelang Zeit verlieren.

Führen wir uns unseren Tag vor Augen, was Sie tun müssen und was Sie der Faulheit wegen nicht tun. Wie früh stehen Sie auf? Drückt die Faulheit, die Last auf Ihren Kopf, auf Ihr Herz? Man möchte gar nicht aufstehen. Ja, das ist schwer ...

Dieser Schlaf am frühen Morgen ist, als ob Ihnen jemand ständig zuflüstert: »Schlaf, schlaf, schlaf.« In Wirklichkeit ist das ein ungesunder Schlaf. Für einen normalen Menschen sind acht Stunden Schlaf viel zu viel. Fünf, sechs Stunden sollte man schlafen. Wir schlafen aber acht Stunden, manchmal schlafen wir unter der Woche auch noch nicht aus und schlafen am Wochenende länger, bis in den späten Vormittag. Auch das ist nicht normal. Diesen überflüssigen Schlaf brauchen wir nicht.

Erinnern Sie sich bitte an den Morgen, denken Sie daran, dass Sie fast nie rechtzeitig aufstehen, und machen Sie sich bewusst, dass die Kraft Ihres Willens Sie jedes Mal, Tropfen für Tropfen, verlässt. Sie können sich nicht zwingen. Im Osten heißt es: Die höchste Macht des Menschen ist die Macht über sich selbst.

Schauen wir in unser Herz hinein.

Haben wir uns wirklich selbst verstanden? Sehen Sie genau hin.

Denn jeder von uns ist ein großer Faulenzer, und oft tun wir etwas nur aus der Notwendigkeit heraus. Nun üben wir, die Faulheit zu beseitigen.

Das ist eine einfache Selbstsuggestion, ein Umdenken.

Sie liegen morgens im Bett und haben keine Lust aufzustehen, aber Sie sind schon erwacht, und das Bewusstsein arbeitet. Allmählich, ganz, ganz vorsichtig geben Sie dem Bewusstsein die richtige Richtung.

Im Schlaf beginnen Sie, sich sich ganz lebendig vorzustellen (die Bilder müssen sehr lebendig sein): »Wie schön! Jetzt ist früher Morgen! Jetzt geht die Sonne auf! Vöglein und Fische erwachen! Denn sie wachen alle um die gleiche Zeit auf, ihr Organismus funktioniert wie die

Uhr. Und es ist auch für mich höchste Zeit, zu erwachen und die Sonne zu begrüßen.« Im Sonnenaufgang steckt sehr viel Energie. Die frühen Sonnenstrahlen und die aufgehende Sonne geben so viel Energie, wie Sie im Laufe des ganzen Tags von diesem Himmelskörper nicht wieder aufnehmen können.

Im Schlaf sehen Sie diese Sonne, sehen, wie sie aufgeht, wie viel Freude und Kraft sie mit sich bringt. Und Sie beginnen einfach zu sprechen: »Sonne, gib mir Kraft!« Und Ihr Herz füllt sich mit ungeheurer Kraft.

Sie sehen einen goldenen Sonnenstrahl, er spricht Sie gerne an, er leuchtet in Ihren Kopf hinein und beginnt sich dort ganz, ganz schnell zu drehen. Ihr Kopf strahlt vor Gold und Licht.

Sie spüren, wie viel Kraft, Freude und Energie in Sie hineinfließt. Sie spüren, dass Sie absolut jung und stark sind, dass Sie Ihre Muskeln gleich mit Freude einfach warmkneten werden. Sie ballen die Fäuste und öffnen sie wieder, Sie reiben ihre Arme, Finger und Hände bis zum Ellenbogen. Dann reiben Sie Ihre Stirn, Ihre Ohren, und Sie strecken sich aus ganzer Kraft ...

Nun sind Sie mit Ihrer Morgengymnastik im Bett fertig und möchten so schnell wie möglich aufspringen mit den Worten: »Und was bringt der heutige Tag? Ich möchte daraus möglichst viel machen, denn dieser Tag ist nur ein Tag, wenn er vorbei ist, wird er nie wieder kommen. Und was will ich heute tun, um wenigstens einen kleinen Tropfen, ein Körnchen Weisheit zu meinem Weisheitskästchen beizutragen?«

Wir möchten heiter und jung sein. Wir sehen das Wasser im Eimer und stellen uns vor, wie zauberhaft dieses Wasser ist, wir sehen es uns an und sagen: »Wasser, gib mir Jugend, gib mir Kraft, gib mir Gesundheit.« Wir wissen, dass das Wasser uns hört und dass es uns die Energie der Jugend, Kraft und Gesundheit gibt.

Ohne nachzudenken, kippen wir das Wasser sehr schnell auf uns.

Und nun kommt das wahre Glück. Ich habe noch keinen Menschen erlebt, der nach einem Abguss mit eiskaltem Wasser unglücklich wäre. Sie verspüren sofort die Lust zu leben. Und Sie haben verstanden, dass Sie sich selbst besiegt haben. Der ganze Tag steht jetzt für Sie bereit.

Sie haben den Morgen so begonnen, und der ganze Tag steht für Sie bereit. Sie wissen, dass Sie alles können.

Nun schauen Sie direkt in Ihr Herz und sagen: »Ich kann alles. Ich kann absolut alles, was die Welt und der Raum möchten. Ich kann alles, was die Welt, was meine Seele und was die Menschen brauchen. Dafür bin ich gekommen. Ich kann alles.«

Sie gehen zur Arbeit und sagen: »So, was habe ich gestern nicht geschafft? Komm mal her. Ich kann alles. Ich mache es jetzt gerne, ich schaue mir das Ergebnis meiner Arbeit an und bewundere es.«

Und Sie sehen nun, dass Sie alle Papiere sortiert und auf den richtigen Platz gelegt haben. Was Sie schon lange machen wollten, haben Sie nun getan. Und Sie haben nun noch mehr Respekt vor sich selbst, sehen noch deutlicher, wie Ihre Kraft wächst.

Die Faulheit kann man erst dann besiegen, wenn eine feste Überzeugung im Kopf da ist: Ich habe keine Lust, ich will nicht, *aber das muss sein.*

ÜBERTRIEBENE EIGENLIEBE

Für jeden Menschen typisch sind Eigenliebe und der Wunsch, sich in der Gesellschaft und in der Familie zu behaupten. Es stellt sich heraus, dass wir alle etwas sein, unseren Platz unter den Menschen einnehmen wollen. Bemerkenswert aber ist, dass in den allermeisten Fällen der Platz, den wir einnehmen wollen, und der tatsächliche Platz in der Gesellschaft überhaupt nicht übereinstimmen. Sehr wenige Menschen sind mit ihrer Stellung in der Familie zufrieden, fühlen

sich geliebt und geehrt oder sind mit ihrer Dienststellung und gesellschaftlichen Stellung im Ganzen zufrieden. Vielen von uns ist alles
noch nicht genug.

Für wen halten wir uns? Für glücklich oder für unglücklich, für
gesund oder für krank? Und auch das ist manchmal nicht objektiv.

Die gesunden Menschen halten sich oft für krank, während die
Kranken ihre Krankheit ignorieren und sagen: »Ich bin so gut wie gesund.« Alles hängt davon ab, wie Sie sich selbst wahrnehmen. Es gibt
Menschen, die stört schon ein kleiner Schmerz, so dass sie gleich
zum Arzt laufen, bei den anderen wiederum löst selbst ein starker
Schmerz keine Panik aus, sie sagen: »Das wird schon, das ist irgendwann vorbei und vergessen.« – Alles hängt von Ihrer Einstellung, von
Ihrer Entscheidung ab und von Ihrem Verhältnis gegenüber sich
selbst. Wie nehmen Sie sich denn selbst wahr, inwieweit schätzen,
respektieren und lieben Sie sich selbst, inwieweit haben Sie sich in
der Gesellschaft behauptet? Oder haben Sie sich noch nicht behauptet und wollen die Stellung erobern, die Ihnen entspricht?

> Übertriebene Eigenliebe ist die Anerkennung
> eigener Minderwertigkeit.

Mit der übertriebenen Eigenliebe quälen Sie sich selbst und Ihre
Mitmenschen, das ist ein nach innen und nach außen gerichteter
Energieschlag: Mit Ihrer Eigenliebe schlagen Sie sich selbst, den
Menschen und die Situation.

Finden Sie aufrichtig die gekränkte Eigenliebe, die Empörung,
den Zorn, den Stolz in Ihrem Herzen. Das Herz muss ruhig sein,
denn nur ein weises und ruhiges Herz ist gerecht. Die Empörung,
die Kränkung löst sich in einem ruhigen Herzen. Vergeben Sie all
Ihren Peinigern. Finden Sie tief in Ihrem Herzen die Last ungerech-
ter Anschuldigungen.

Alle Lästerreden und allen Neid müssen Sie an sich abprallen lassen, so wie der Schmutz an einem Lotos hinunterläuft. Denn der Schmutz hält nicht am Lotos, daher ist diese Blume Sinnbild seelischer und geistiger Reinheit, alles Unreine rutscht hinunter. Auch weiße Perlen sind ein Sinnbild der geistigen Reinheit. Nur Reinheit kann den Schmutz verbrennen und zurückstoßen. Schon die geringste Verdunkelung mit Kränkung, Last, Tadel, Empörung und stark gekränkter Eigenliebe zieht Lästerrede und Neid an. Befreien Sie sich daher von diesen Gefühlen, auch von der winzigsten Spur starker Empörung. Alles in Ihrer Seele muss natürlich, einfach, gelassen und gerecht sein.

Erinnern Sie sich an diejenigen, die Sie im Laufe Ihres Lebens belogen haben, wobei Sie sich darüber empörten. Vergeben Sie diesen Menschen, und vergeben Sie sich selbst.

Denken Sie daran, wie oft Sie sich durch ungerechte Worte verletzt fühlten. Vergeben Sie ihnen und sich selbst.

Die Gerechtigkeit muss siegen! Daher geht in Ihrer Brust eine kleine Sonne auf, die alles beleuchtet und im wahren Lichte erscheinen lässt. Wie bei Tageslicht lösen sich die finsteren Schatten der Nacht auf. Alles wird ganz anders, alles wird einfach und klar. Man sieht alles, man muss sich nichts hinzudenken. Sie müssen verstehen, dass es immer so sein muss. Alles Geniale ist einfach, kunstlos.

Man muss sein, nicht scheinen, man muss aufrichtig und ehrlich rein sein. Ihr Gewissen sieht alles, sogar die geheimen Gedanken und Absichten sind für Ihr Gewissen kein Geheimnis, und denken Sie daran: Ein Gedanke ist bereits eine Handlung. Das Wichtigste ist, vor den Menschen und vor sich selbst rein zu bleiben. Nur wenn Sie aufrichtig rein sind, zerstreuen Sie Lüge, Lästerrede, Neid, die sich über Ihrem Kopf zusammenbrauen, und Ihre Sonne kommt aus dem Inneren Ihres Herzens in Ihre Aura und beleuchtet sie. Sie beginnt zu kochen, und der Wirbel reinigt Sie von allem, was sie verschmutzt.

Übertriebene Eigenliebe ist das Gefühl, dass die Gedanken und Handlungen der Menschen dominiert. Dies klemmt das Herz ein wie eine Zange, dem Herzen tut dies weh. Bitten Sie um Hilfe, damit Sie in Zukunft offener und ohne Erwartungen auf andere Menschen zugehen können. Übertriebene Eigenliebe ist Grausamkeit gegenüber anderen Menschen, ein Schlag, den Sie gegen den Menschen richten, von dem Sie sich gekränkt fühlen, eine harte, aggressive Energie, die die Welt Ihnen aber sowieso wieder zurückgeben wird, wenn Sie nicht davon ablassen. Wie sehr die Menschen Ihnen auch wehtun mögen, es hilft Ihnen nicht, wenn Sie sich gekränkt fühlen.

Überlassen Sie alles dem Gewissen Ihres Peinigers, damit ihm alles bleibt, damit er die ganze Verantwortung für seine Handlung, für seine Aggression, für seinen Angriff, für seinen Eigennutz, seinen Neid, seine Lüge und seinen Betrug trägt. Wenn Sie sich aufregen und sich fragen: »Wie konnte sie nur, wie konnte er nur, warum muss ich leiden?« – dann haben Sie sich an dieser Situation festgehakt und werden sie nie wieder loslassen.

Julia war sechs Jahre alt und hatte viele gesundheitliche Beschwerden, als wir uns an Svetlana Peunova wandten. Sie litt an Dysbakteriose, Diathese und allergischer Nesselsucht mit Rezidiven und hatte ständig Verstopfung. Die Behandlung in der Kinderpoliklinik brachte keine Ergebnisse. Nach der Behandlung bei Svetlana Peunova hat sich Julias Gesundheit deutlich verbessert. Das Mädchen wurde ruhiger. Sie hatte keine Verstopfung mehr, der Stuhl ist regelmäßig geworden – jeden Tag (davor musste sie nur alle 3, 4 oder 5 Tage auf die Toilette). Die Spuren der Diathese auf der Haut sowie der Juckreiz sind ebenfalls weg. Auch die allergische Nesselsucht war seitdem nicht mehr da. Wir haben den Stuhl auf Dysbakteriose untersuchen lassen, und die Ergebnisse zeigten positive Veränderungen.

E. I. I.

CHARAKTER DER KRANKHEIT – ODER KRANK AUFGRUND DES CHARAKTERS?

In der Svetlana-Peunova-Entwicklungsakademie erreicht der Mensch eine Harmonie mit dem Raum. Auf diesem Wege heilen verschiedene Erkrankungen, sowohl organische als auch funktionelle. Dies geschieht oft durch Krisen und Ausbrüche chronischer Krankheiten, wenn es sich um ernste Erkrankungen handelt. Diese Ausbrüche muss man ertragen, ohne zu klagen oder den Mut zu verlieren, sondern mit Freude und Hoffnung, als Zeichen dafür, dass der Umbau des Organismus und die Zurückbildung der Krankheit bereits begonnen haben. Solange der Mensch die Ursache seiner Krankheit nicht verstanden und die Verzerrungen in seiner Aura nicht beseitigt hat, kann er nicht genesen. Daher raten wir allen Patienten, die uns kontaktieren, um Hilfe zu bekommen, zum Studium an unserer Akademie.

Es kommt auch vor, dass jemand an die Akademie kommt, einfach um zu lernen, und eine ernste chronische Erkrankung verschwindet ganz unerwartet. Das Wichtigste ist, die eigenen Irrtümer zu erkennen. Dadurch kann es auch zur Heilung kommen. Denn der Zusammenhang zwischen der Krankheit und einem Charakterzug ist offensichtlich. Überzeugen Sie sich selbst.

Zysten, Tumore und Lipome sind Zeichen des sturen, dominanten Charakters. Beim Unterricht an der Akademie erreichen unsere Schüler durch Erkenntnis und Selbstveränderung die Heilung der Krankheit. Die eigene Sturheit zu besiegen heißt, den Schmerz zu besiegen.

Während der Monate, die ich an der Entwicklungsakademie studierte, kam es zu großen gesundheitlichen Veränderungen:

> *fibrozystische Mastopathie und Osteochondrose im Bereich der Brustwirbelsäule sind geheilt (keine Rückenschmerzen morgens),*
> *die Kopfschmerzen sind fast weg,*
> *Gewichtsabnahme (10 kg),*
> *keine Atemnot mehr bei körperlicher Belastung,*
> *keine Gelenkschmerzen mehr bei einem Wetterwechsel,*
> *ich nehme keine Medikamente mehr (früher waren Präparate wie Nospa, Festal und Analgin notwendig) und*
> *ich fühle mich als gesunder und vollwertiger Mensch.*

Vielen Dank an die Akademie dafür.

G. K. M.

Wenn man seine Mitmenschen unterdrückt, wirkt sich das immer auf die Wirbelsäule aus, es kommt zu Krankheiten, die die Bewegung einschränken, u. a. Osteochondrose oder Bechterew-Krankheit. Dann hilft wieder nur die Erkenntnis.

Ich wandte mich an Svetlana Peunova im Januar 1992, damals litt ich an einer Reihe von Erkrankungen (Zysten der Eierstöcke, starke Kopfschmerzen und Schmerzen in der Wirbelsäule).

Nach dem ersten Behandlungskurs hatte ich keine Kopfschmerzen mehr und keine Schmerzen in der Wirbelsäule. Die Untersuchung beim Frauenarzt zeigte, dass auch die zystenartigen Veränderungen sich stark verkleinert haben (früher hatten sie die Größe eines Hühnereis, nun sind sie so groß wie eine kleine Nuss).

Mein Sehvermögen hat sich von +1 auf + 0,5 Dioptrien verbessert.

O. A.

Eine pathologisch »bewegliche« Wirbelsäule (wenn die Wirbel herausfallen und nicht halten) ist ein Zeichen für absolute Selbstunsicherheit – der Mensch kann und will sich nicht auf sich selbst verlassen. Ein Bandscheibenvorfall oder Zysten sind Zeichen dafür, dass es sich neben der Sturheit auch noch um verletzte oder übertriebene Eigenliebe handelt. Bei den Kindern heilen Bandscheibenvorfälle schnell. Einmal heilten bei einem kleinen Mädchen zwei Bandscheibenvorfälle in der Hälfte der Ausbildungszeit. Den Erwachsenen aber fällt es schwer, auf ihr Gekränktsein zu verzichten, daher sind Bandscheibenvorfälle sehr schwer zu heilen.

Warum kann man die Bandscheibenvorfälle nicht mit Zauber heilen? Es geht, aber ... es geht auch wieder nicht. Warum? Weil das die Ursache nicht beseitigt, den Charakter und die Aura nicht verändert, nur das Symptom wäre kurzzeitig weg. Was ist an sich ein negativer Charakterzug, in dem die Wurzeln der Krankheit liegen? Das ist ein Wirbel in der Aura, die Verzerrung der Aura, die ständig auf ein bestimmtes Organ drückt. Der Zauber schützt das Organ vor dem Wirbel, aber der Wirbel selbst bleibt in der Aura. Wohin wird er verschoben? Entweder an eine andere Stelle oder auf die Zukunft, auf das weitere Leben, auf dieses Leben, irgendwohin sonst ... Die wahre Heilung bleibt also in diesem Fall aus. Ein Bandscheibenvorfall ist eine sehr schwere Krankheit, denn falsch verstandene Eigenliebe ist sehr schwer zu behandeln.

Starke Selbstunsicherheit lässt auch Hautkrankheiten entstehen. Bei jemandem, der sich vor sich selbst schämt und versucht, sich vor fremden Augen zu verstecken, verstärkt sich aber die Selbstunsicherheit sogar noch.

Gehirntumore, angeborene Epilepsie und psychische Störungen zeugen meist davon, dass der Mensch in seinem früheren Leben sehr grausam war.

Allergien gehen häufig auf Selbstabstoßung, Unzufriedenheit mit sich selbst und auf die Verurteilung seiner selbst zurück.

Ich studierte an der Akademie seit Januar 2001 und nahm die Fotos meines Sohnes (22) und die meiner Schwiegertochter (22) zum Unterricht mit. Mein Sohn litt 17 Jahre lang von Mai bis September an einer schweren Allergie auf fast alle Gräser. Medikamente halfen nicht. In diesem Jahr ist der Sohn gesund. Die Anzeichen der Allergie sind komplett verschwunden. Meine Schwiegertochter Mascha litt seit ihrer Kindheit an Krampfadern und hatte starke Schmerzen in den Beinen, sie konnte keine hohen Schuhe anziehen. Heute erinnert sie sich nicht einmal mehr an ihre Krankheit und trägt Stöckelschuhe.
Herzlichen Dank!

O. N. L.

Ich wandte mich an die Akademie wegen einer Allergie auf feuchtes Wetter, an der ich seit 1986 litt. Im Herbst und im Frühling bekam ich starken Juckreiz in der Mundhöhle und an den Händen, ich hatte Ödeme und unzählige Hautentzündungen. Schon nach dem ersten Unterrichtstag ließ der Juckreiz nach, nach dem fünften fühlte ich mich gesund, die Hautentzündungen haben sich vernarbt. Vielen Dank.

O. W. P.

Kranke Augen sind ein Hinweis darauf, dass man etwas in sich selbst nicht sehen, sich mit etwas nicht abfinden möchte. Es ist der

Wunsch, schwere Tatsache nicht wahrnehmen zu müssen und diese in sich oder in der Familie nicht zu bemerken.

Ich kam an die Akademie mit einer Vielzahl von Krankheiten: Kopfschmerzen, Kreuzschmerzen, ein Ziehen in den Beinen, Schulterblatt-Neuralgie, eine starke Sehschwäche, Sehnsucht, Langeweile, Angst. In der fünften Unterrichtsstunde spürte ich, dass die Gesundheit sich verbessert hat, die Kreuzschmerzen verschwunden sind; mein Sehvermögen verbesserte sich von +3 auf +1,5 Dioptrien. Rücken- und Beinschmerzen sind nicht mehr da, nach der Arbeit laufe ich sechs Haltestellen zu Fuß nach Hause. Für mich ist die Gesundheit sehr wichtig, denn ich arbeite als Masseuse. Musste ich früher noch täglich Tabletten gegen Kopfschmerzen nehmen, so habe ich sie in diesen zwei Monaten lediglich zwei Mal genommen.

L. G. W.

Ein Magengeschwür ist meist das Produkt eines nachtragenden, heftigen und zornigen Charakters. Das ist heftiges Gekränktsein: stressartig, stark, nicht ständig, aber impulsiv.

Diabetes und Erkrankungen der Bauchspeicheldrüse sind die Folge davon, dass man sich von seinen Familienmitgliedern zutiefst gekränkt fühlt ...

Asthma geht auf ein schweres Gekränktsein zurück, man greift an und macht anderen ständig Vorwürfe.

Bei mir wurde bronchiales Asthma festgestellt. Heute lässt die Krankheit nichts mehr von sich hören. Ich nehme keine Medikamente mehr und habe angefangen, schnell zu gehen. Zum ersten Mal in den letzten 10 Jahren konnte ich genauso wie die anderen Unkraut jäten.

Jede Minute kontrolliere ich meine Gedanken. Ich erlaube mir nur positives Denken. Ich arbeite an der Herausbildung neuer Gewohnheiten: Nie jemanden mit den anderen vergleichen, nicht über die anderen lästern, keine Bewertungen abgeben, keine Neugierde zeigen, sich nicht ärgern, sich nicht gekränkt fühlen, von der Liebe ausgehen.

Die Akademie gibt immer neue Kräfte und Richtungen, in denen man an sich arbeiten sollte.

Ich verstehe, dass ich noch ganz viel arbeiten muss, und vermute, dass das ein endloser Prozess ist. Aber das gefällt mir.

N. K. P.

Es sind so viele Krankheiten, deren Ursache im Gekränktsein liegt! Es gibt kleine Kränkungen, aber auch globale, aggressive. Sehr starkes, beschuldigendes Gekränktsein, wenn es jemand sein ganzes Leben lang nicht fertig bringt, dem anderen zu vergeben, führt häufig zu Krebs.

Weinerliches Gekränktsein führt zu Polyarthritis und Erkrankungen der kleinen Gelenke; Sturheit und der Wunsch zu unterdrücken äußern sich in Arthrosen.

Auch Nierenerkrankungen werden durch Sturheit und einen harten Charakter ausgelöst.

Hämorrhoiden und Erkrankungen des Enddarms sind auf den Unwillen zurückzuführen, seine oft fehlerhaften Meinungen aufzugeben, auf etwas Unnötiges zu verzichten, es ist auch die Gebundenheit an materielle Werte.

Auch Taubheit und Blindheit sind Krankheiten sehr sturer Menschen. Eine Sturheit, die sich mit keiner Erkenntnis durchbrechen lässt, ist die Ursache der Geräusche in den Ohren. Aber bei einer einfachen Hörschwäche lässt sich das Hörvermögen ganz gut wiederherstellen.

Schon in der Kindheit wurde bei mir eine Neuritis der Hörnerven festgestellt. Ich hörte sehr schlecht, hatte Probleme, wenn ich mit anderen sprach und hörte nicht, was man am Telefon sagte. Nach dem Kurs an der Entwicklungsakademie höre ich fast alles. Wenn ich fernsehe, muss ich die Lautstärke im Gegensatz zu früher nicht mehr erhöhen. Ich höre viel besser, obwohl Ärzte, die mich behandelten, nicht einmal von einer Chance auf Verbesserung sprachen, sondern sie versuchten nur, mit Hilfe von Medikamenten das Hörvermögen aufrechtzuerhalten.

Mit einem Jahr wurde bei meiner Tochter rheumatische Arthritis der Knie- und Fußgelenke festgestellt. Das Mädchen konnte eine Zeit lang gar nicht laufen, dann begann es zu gehen, jedoch unter äußerst starken Schmerzen. Auf Empfehlung des Professors kauften wir sehr teure Medikamente, und die Schmerzen hatte das Mädchen so nur morgens. Hat man die Einnahme aber einmal ausgelassen, wurde sie den ganzen Tag von Schmerzen gequält. Sie konnte so gut wie nicht laufen. Zuerst nahm ich das Foto meiner Tochter in die Akademie mit, die Schmerzen ließen nach. Dann wurde sie direkt von Svetlana Peunova behandelt. Schon nach einer Woche haben wir auf Medikamente verzichtet. Das Mädchen kann jetzt laufen, springen, fährt Fahrrad und hat keine Beschwerden. Wir haben es auf Gelenkentzündungen untersuchen lassen, die Werte entsprechen der Norm – zum ersten Mal im letzten anderthalben Jahr. Vielen Dank.

Ich hatte außerdem noch Anfälle von Schwindel und Schwäche. Und nun ist auch bei großer Belastung alles bestens.

Die Familiensituation war vor der Akademie einfach unerträglich, es sah nach baldiger Scheidung aus. Mein Mann trank, es gab ständig Streit und wir hatten kein Geld. Mir

105

fehlten einfach die Kräfte, um etwas dagegen zu tun. Jetzt trinkt mein Mann nicht mehr, in der Familie läuft alles bestens, natürlich kommt es auch mal zu Missverständnissen, aber wir lösen sie ruhig, ohne uns zu streiten.

O. W. P.

Seit meiner Jugend leide ich an der vegetativ-zirkulatorischen Dystonie und an schwachem Puls. Nun haben sich der Puls und der Blutdruck verbessert. Auch mein Gedächtnis funktioniert besser und der Kopf arbeitet besser, früher kam es auch mal vor, dass ich den Faden verloren habe. Nun kommt so etwas nicht mehr vor.

W. F. P.

Kapitel 5

TRAUTES HEIM, GLÜCK ALLEIN

Vor den Verliebten breite ich die Felder aus,
singen sollen sie – im Traum und wach.
Ich atme – also liebe ich.
Ich liebe – also lebe ich.

W. Wyssozki

Wie oft möchten wir nach einem anstrengenden und schweren Arbeitstag nach Hause kommen, um die Wärme und den Schutz unseres geliebten Heimes und unserer lieben Herzen zu spüren. Man möchte seinen Kummer, seine Ängste und sogar die Probleme des Lebens mit anderen teilen.

Wir eilen aber meist nach Hause und prallen gegen dieses Haus wie ein Schmetterling gegen das Glas einer Straßenlaterne. Für viele unserer Zeitgenossen bleibt die Wärme eines gemütlichen Heimes ein genauso unerfüllbarer Traum wie der Flug zur Sonne. Wir alle kennen den Spruch »Trautes Heim, Glück allein«. Aber bei wem trifft dies tatsächlich zu? Wer kann in seiner eigenen Familie Schutz finden, sich in die Liebe seiner Familienmitglieder wickeln wie in eine warme Decke, sich darin vor der Unruhe der Welt verstecken?

Sehen Sie sich um: Bei fast allen Ihren Bekannten und Familienmitgliedern ist dieses traute Heim, dieser Rückzugsort längst zerstört – durch gegenseitige Kränkungen, durch Ignoranz oder durch kategorische Forderungen an den Partner, die nie erfüllt werden können.

Warum ist das so? Schuld daran ist die Brille (der Charakter, die weltanschaulichen Einstellungen), die unsere Eltern uns in der Kindheit aufgesetzt haben. Sie haben diese schon von ihrer eigenen Familie, von ihren Eltern übernommen. Wenn nun zwei Menschen eine Ehe miteinander eingehen, stoßen diese zwei verschiedenen, weltverzerrenden Einstellungen aufeinander und stehen miteinander im endloser Konfrontation.

Typisch für unsere Familien ist ein innerer Machtkampf, das Bestehen auf den eigenen Interessen und die Forderungen an andere Familienmitglieder, dem eigenen Verhaltensmodell zu entsprechen, also die Unterdrückung ihres freien Willens. So kommt es zu ständigen Kränkungen, Vorwürfen sowie Forderungen, was letztendlich zu Entfremdung und Einsamkeit innerhalb der Familie führt. Man muss verstehen, dass das eine ausweglose Situation ist, wenn man die eigenen psychologischen Einstellungen nicht verändert.

In unseren Vorträgen und bei Meditationen versuchen wir, unseren Schülern zu vermitteln, dass uneigennütziges Geben, Vergebung und Liebe viel mehr Freude bringen als ständige Unzufriedenheit und die Versuche, die Aufmerksamkeit auf sich selbst zu lenken.

So ist es vor allem der Egoismus, der unsere Familien zerstört. Ein typischer Satz hierzu ist: »Wenn du das so machst, dann mache ich das auch nicht anders!« Darauf antworte ich allen Menschen auf der Welt:

*Durch übertriebenen **Egoismus** beleidigt nicht die LIEBE!*
Ihr seid verbittert, es braust euer Blut,
ihr seht einander nicht mehr vor Qual und Pein.
Wenn du einen geliebten Menschen hast,
ist er von Gott gesandt, um Gott mit ihm zu suchen.

Vereinige mit ihm dann deine Seele,
und fürchte, dass die Seelen sich entfremden.
Wenn du von beiden nur dich selber siehst
und ins Herz des anderen die Kränkungspfeile richtest,
so entfernst du dich von Gott und zerstörst Chancen,
mit Grausamkeit den Himmel verblüffend.
Dein ganzes Herz hingebend, an Kräften nicht sparend,
vergib, ohne Kränkungen zu bemerken
und keinen Lohn vom Himmel zu verlangen –
das ist die höchste Weisheit auf der Erde.
Bis auf den letzten Tropfen alles geben,
was in der Seele liegt – verborgen, teuer, heilig,
dies ist die höchste Wonne dieser Erde,
diese Freude ist uns bereitet.
Wenn du allein bist mit deinem Schicksal,
und du kümmerst dich nur noch um deinen Weg,
dann wisse: Wenn auch du einmal um Gnade bittest,
dann handelt vielleicht jemand so wie du jetzt.
Meine Lieben, ich bitt' euch immer wieder:
*Durch **Egoismus** beleidigt nicht die Liebe.*

Unser Familienleben funktionierte nicht, es herrschte abso-
lutes Unverständnis und Ärger. Obwohl ich immer dachte,
dass ich meinen Mann liebe, begreife ich erst jetzt, nach-
dem ich die erste Stufe der Ausbildung an der Entwick-
lungsakademie abgeschlossen habe, wie schön es ist, mit
dem Herzen (und nicht mit dem Kopf) zu lieben und sich
ohne viele Worte zu verstehen.

Im Unterschied zu den anderen, schickte mich mein
Mann selbst an die Akademie (meine Schwester hatte die
Ausbildung früher absolviert und uns davon erzählt).

Als ich die ganze Wahrheit über die Beziehung meines Mannes mit einer anderen Frau erfuhr, fragte ich ihn: »Warum hast du mich an die Akademie geschickt, du wusstest doch, dass ich alles erfahre?« Er antwortete, dass er vom Seelenschmerz müde sei. Ein halbes Jahr litt ich unter einer sehr starken Depression. Aber nun verstehe ich wirklich, wie schön es ist, von ganzem Herzen zu lieben und vom Partner geliebt zu werden.

In unserer Familie hat sich absolut alles verändert. Wir sind der Entwicklungsakademie sehr dankbar, dass die Mitarbeiter der Akademie so rechtzeitig in unsere Stadt kamen und unsere Familie retteten.

I. I. R.

Ehen sind in den meisten Fällen karmabedingt, durch ihren Ehepartner gibt man Ihnen zu verstehen, was Sie an sich selbst ändern und akzeptieren sollten. Man darf nicht nur »Ich liebe dich« sagen, man muss in der Tat lieben.

Das Wichtigste bei der Lösung von Familienproblemen ist die Fähigkeit, seine zweite Hälfte richtig einzuschätzen und zu verstehen, dass sie Ihr Spiegelbild ist, dass Sie einen Partner bekommen haben, der Ihre persönlichen Einstellungen ausgleicht und Sie widerspiegelt. Wenn Sie zu sehr auf Treue erpicht sind, wird Ihr Mann fremdgehen. Wenn Sie Ihren Mann nur als Geldverdiener sehen, wird er wenig verdienen, um Ihre Einstellung zu korrigieren. Man muss all seine Vorwürfe an den Ehepartner (an die Ehepartnerin) beseitigen: Sie sind es, der etwas von ihm (ihr) verlangt. Sobald Sie sich mit allem Negativen an Ihrem Mann oder Ihrer Frau abfinden, wird es sich von selbst verflüchtigen (oder eben der Partner).

Nur wenn Sie alle Vorwürfe aufheben, befreien Sie sich von der Strafe, die darin besteht, dass Ihre eigenen Forderungen aus dem

Raum zu Ihnen zurückkehren. Zählen Sie Ihre drei größten Vorwürfe an Ihren Partner auf. Gestatten Sie es Ihrem Mann dann beispielsweise, vor dem Fernseher zu sitzen, seine Socken herumliegen zu lassen und kein Geld nach Hause zu bringen – gestatten Sie es, und seien Sie glücklich.

Es hat noch niemand geschafft, seinen Ehegatten durch Vorwürfe in zehn, zwanzig oder dreißig Jahren umzuerziehen. Noch nie. Man muss nur die eigene Einstellung ihm gegenüber verändern, tief und aufrichtig, dann ändert sich auch sein Verhalten. Stellen Sie sich die Aufgabe, drei Eigenschaften an Ihrem Mann zu finden, die Sie am meisten stören, verzeihen Sie diese, erlauben Sie ihm diese und akzeptieren Sie ihn. Sie werden dann wieder frei.

Alle glauben: Je näher einem ein Mensch steht, desto mehr Pflichten hat er. So entstehen unzählige Streitereien und Vorwürfe in den Familien und zwischen den Verwandten. *Niemand ist jemandem etwas schuldig.* Warum stellen so viele nur den Egoismus und ihre Erwartungshaltung über die Liebe? Beseitigen Sie Ihre Selbstverliebtheit vollständig, damit sie überhaupt keinen Platz in Ihrer Aura hat. Sie müssen sie einfach vergessen und alle Angehörigen so nehmen, wie sie sind.

Einer blafft Sie an, der andere fühlt sich von Ihnen beleidigt, wieder ein anderer wirft Ihnen etwas vor. Jemand zwingt Sie, etwas zu tun, ein anderer gibt Ihnen nach Ihren Vorstellungen, nach Ihren Ansprüchen zu wenig. Sagen Sie trotzdem zu jedem: »Ich liebe dich sehr. Du bist einzigartig, genauso wie ich. Wir alle haben das Recht auf unsere Gedanken und Handlungen. Wenn wir einander nicht verstehen, dann liegt es an uns selbst. Wir werden versuchen, einander zu verstehen.«

Sie müssen wirklich lieben, wirklich verstehen, vergeben, Freude und Seligkeit verspüren, weil Sie Ihre Angehörigen haben, so, wie sie sind: motzend, gereizt. Wir lernen, das Schlechte zu verzeihen und uns auf das Gute zu stützen. Bewundern Sie jeden Ihrer Angehörigen, wie eine Blume. Die Butterblume ist schön, die Kamille ist schön und auch die Rose ist schön, jede Blume auf ihre eigene Art. Genauso ist jeder Mensch auf seine Art schön.

Wechselseitiges Verständnis und Eintracht in der Familie, das Schaffen einer freundlichen und gelassenen Atmosphäre da, wo es donnerte und blitzte, gehört zu dem Wichtigsten, was unsere Absolventen erlangen. Oft höre ich bei Abschlussfesten: »Danke, dass Sie mir den Sohn, den Mann, die Tochter zurückgegeben haben ...«

An die Svetlana-Peunova-Entwicklungsakademie kam ich per Zufall. Als ich davon hörte, sagte ich: »*Das ist es, was ich brauche.*« *Das war zu einer Zeit, als mein Leben stehen blieb. Ich fragte mich: Wo soll ich hingehen? Und warum habe ich eigentlich alles, aber etwas fehlt mir – seelisches Gleichgewicht, ein Ziel im Leben. Es gab nur Ängste, Misstrauen und Zweifel ...*

Und nun, nach zwei Monaten an der Akademie, sage ich einen großen Dank an Svetlana Peunova und alle Mitarbeiter der Entwicklungsakademie. Mit ihrer Hilfe konnte ich mit mir selbst ins Reine kommen, verstehen, was ich im Leben will, ich konnte die Beziehung zu meinem Vater wieder aufbauen, denn ihm bleibt nicht mehr viel Zeit auf dieser Erde. Ich konnte meine Mutter verstehen und ihr vergeben, ich war in der Lage, sie so zu nehmen, wie sie ist; ich habe es auch geschafft, die Beziehung zu meiner Tochter umzugestalten, jetzt weiß ich, dass sie mit der Zeit zu meiner Gleichgesinnten wird. Außerdem bin ich noch mit meinem Privatleben ins Reine gekommen und weiß, was ich will, obwohl ich mich schon immer unbewusst danach sehnte – nach Harmonie in den Familienbeziehungen.

Jetzt fliege ich, als seien mir plötzlich Flügeln gewachsen, ich lache wie in der Kindheit, glaube an die Zukunft und weiß, dass bei mir alles gut wird. Darüber hinaus begann

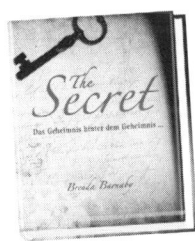

Brenda Barnaby

The Secret
*Das Geheimnis hinter
dem Geheimnis ...*

*184 Seiten, broschiert
€ (D) 17,90
ISBN 978-3-89845-242-7*

Einen Blick hinter die Geheimnisse des Weltbestsellers "The Secret" wirft die englische Psychologin und Autorin Brenda Barnaby und liefert damit
eine willkommene Ergänzung und Erweiterung,
die die Erkenntnisse von "The Secret" hinterfragt
und den tieferen Sinn der Erklärungen deutlicher
macht. Ein seltenes und wertvolles Buch, das das
Leben wahrhaft verändern und geheime Wünsche
realisierbar machen kann.

www.silberschnur.de · E-Mail: bestellung@silberschnur.de
SILBERSCHNUR

Verlag
»Die Silberschnur« GmbH
Postfach 41
D-56590 Horhausen

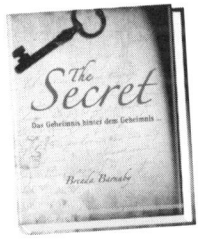

Brenda Barnaby

The Secret
*Das Geheimnis hinter
dem Geheimnis ...*

*184 Seiten, broschiert
€ (D) 17,90
ISBN 978-3-89845-242-7*

Einen Blick hinter die Geheimnisse des Weltbestsellers "The Secret" wirft die englische Psychologin und Autorin Brenda Barnaby und liefert damit
eine willkommene Ergänzung und Erweiterung,
die die Erkenntnisse von "The Secret" hinterfragt
und den tieferen Sinn der Erklärungen deutlicher
macht. Ein seltenes und wertvolles Buch, das das
Leben wahrhaft verändern und geheime Wünsche
realisierbar machen kann.

www.silberschnur.de · E-Mail: bestellung@silberschnur.de
SILBERSCHNUR

Verlag
»Die Silberschnur« GmbH
Postfach 41
D-56590 Horhausen

Ja, ich möchte gerne weitere Informationen erhalten.

Bitte senden Sie mir Informationen

○ per E-Mail   *oder*   ○ per Post

○ zum Verlagsprogramm

○ zu den Novitäten

○ zu Seminaren

Ihr Interesse wird belohnt!

Unter allen Einsendern verlosen wir monatlich 10 Exemplare unseres Buchtipps des Monats.

Einsendeschluss ist jeweils der 15. des laufenden Monats. Die Gewinner werden schriftlich benachrichtigt, der Rechtsweg ist ausgeschlossen.

Name, Vorname

Telefon   E-Mail

Straße, Hausnummer

Land, PLZ, Ort   Unterschrift

Ich erkläre mich einverstanden, dass der Verlag »Die Silberschnur« und Kooperationspartner meine Daten zu Direktmarketingzwecken verwenden dürfen.

Ja, ich möchte gerne weitere Informationen erhalten.

Bitte senden Sie mir Informationen

○ per E-Mail   *oder*   ○ per Post

○ zum Verlagsprogramm

○ zu den Novitäten

○ zu Seminaren

Ihr Interesse wird belohnt!

Unter allen Einsendern verlosen wir monatlich 10 Exemplare unseres Buchtipps des Monats.

Einsendeschluss ist jeweils der 15. des laufenden Monats. Die Gewinner werden schriftlich benachrichtigt, der Rechtsweg ist ausgeschlossen.

Name, Vorname

Telefon   E-Mail

Straße, Hausnummer

Land, PLZ, Ort   Unterschrift

Ich erkläre mich einverstanden, dass der Verlag »Die Silberschnur« und Kooperationspartner meine Daten zu Direktmarketingzwecken verwenden dürfen.

ich noch abzunehmen (hurra!), ich habe keinen großen Appetit mehr, kann Fleisch nicht mehr sehen. Stellen Sie sich vor, wie viel man so sparen kann! Die Mastopathie hat sich verflüchtigt, der Nierensand verlässt den Körper.

Diese zwei Monate waren für mich nicht leicht, ich konnte Fehler nicht vermeiden. Es gab viele Zweifel, Misstrauen und Passivität, aber ich weiß ganz genau: Das ist der richtige Weg, und ich werde nicht davon abweichen. Mein wichtigster Wunsch, um den ich beim Unterricht bat, war Glauben, und den habe ich auch bekommen.

J. K.

> Die Familie ist Ihre Fortsetzung. Wenn Sie sich ihr ganz hingeben, nehmen Sie sich der Welt weg.

Die Liebe löst alle negativen Gefühle auf. In der Liebe verbrennt alles, wenn sie da ist. Wenn Sie Ihre Hälfte noch nicht gefunden haben, vertrauen Sie einfach Ihrem Herzen, denn das Herz weiß, das Herz denkt, das Herz findet immer, man muss ihm nur glauben. Man muss unbedingt an das Leben und an das Glück glauben.

Diejenigen, die geschieden sind, müssen einander verstehen und verzeihen, sie müssen sich schätzen, wenigstens nachträglich, und im Frieden auseinandergehen. Diejenigen, die noch nicht geschieden sind, aber die sich wegen einem Mangel an Verständnis quälen und daran leiden, müssen alle Charakterzüge ihrer zweiten Hälfte akzeptieren und schätzen. Sagen Sie: »Wie gut, fürsorglich, häuslich usw. sie (oder er) ist.«

Sie haben womöglich viele Vorwürfe gegen Ihren Partner, fühlen sich von ihm gekränkt, und er vielleicht von Ihnen. Wenn man von Ihnen viel verlangt, tut es Ihnen weh. Es soll Ihnen aber nicht weh tun, erlauben Sie sich zu verlangen, und bleiben Sie ruhig dabei.

Alle Beziehungen sollen bei Ihnen nur Verständnis, Akzeptanz und Ruhe auslösen. Dann sind Sie frei.

Sehr wichtig ist es, sich darüber klar zu werden, wie man die Beziehungen zu seiner zweiten Hälfte richtig aufbaut, um vor verschiedenen Energieverseuchungen, alltäglicher und magischer Natur, geschützt zu sein. Viele kennen das zurzeit in Russland beliebte, aber entsetzliche Wereschtschagin-System, bezeichnet als »fortführende Energieinformationsentwicklung«, die auf die *Entwicklung der menschlichen Fähigkeit, andere zu steuern und sie dem eigenen Willen unterzuordnen*, gerichtet ist. Genau darin besteht der Sinn *magischer Beeinflussungen*, die in verschiedenen Zeiten bei verschiedenen Völkern unserer Zivilisation bekannt waren.

In unserer Zeit dringt oft ein fremder Wille in eine Familie ein und hinterlässt in der Seele liebender Menschen eine unheilbare Wunde. Viele von Ihnen ahnen nicht, dass ein Mensch, der Sie sehr nett und zärtlich anlächelt, hinter Ihrem Rücken eine Energieeinwirkung ausübt, magische Riten, um das Familienglück zu vernichten, indem er seinen bösen Willen in die Familienaura einführt.

Die ganze Welt baut auf dem Kampf zwischen dem Guten und Bösen auf. Eine gesunde Familie ist ein Herd der Liebe und der Gesundheit, und sie ist den Kräften des Bösen verhasst. Daher will das Gute mit Fäusten verteidigt werden, und jede Familie sollte in unserer Zeit imstande sein, sich bewusst zu verteidigen, wozu man die Grundlagen der Energieinformatik und der psychologischen Selbstanalyse erlernen sollte.

Die familienzerstörende Einwirkung trifft sogar die glücklichste Familie, indem sie die gemeinsame Aura der Ehepartner zerstört, und auf das einschlägt, was der Mensch für unerschütterlich hält. Jeder Mensch hat seine Regel im Leben, auf die er sich ständig stützt. Oft kann selbst die positivste Überzeugung (z. B. dass man niemals fremdgehen wird) zur fixen Idee werden, zu einer Schwäche, die den Menschen vom Wunsch abbringt, seiner zweiten Hälfte zu helfen. Die familienzerstörende Einwirkung ist durch eine sehr starke

»Zombierung«, durch Hypnose bedingt. Es gibt den Begriff der Erickson-Hypnose, wenn man beim Gespräch mit einem Menschen diesen beeinflussen kann, indem man seinem Bewusstsein eine bestimmte Einstellung vermittelt. So kann der Mensch bei einem ganz gewöhnlichen Gespräch umprogrammiert werden.

In unserer Gesellschaft werden Familien hauptsächlich aus Liebe gegründet. Nur 20 bis 30 Prozent werden aus Angst vor Einsamkeit gegründet, wenn der Mensch fühlt, dass er älter wird, man sich aber ein Kind, Geborgenheit und ein Familiennest wünscht, wie in einem Lied des Sängers Wachtang Kikabidse: »Zwei Einsamkeiten sind sich nun begegnet.«

Wenn Liebe da ist, findet ein gleichberechtigter Energieaustausch statt. Er schenkt ihr Glück, sie schenkt ihm Glück, und das ist ein Wunder. Wir leben und bereichern einander dann.

Wenn eine gegenseitige Liebe zwischen den Menschen entsteht, bildet sich um sie herum eine rosa Wolke, sie beide befinden sich in der gleichen Aura, es stellt sich ein gemeinsamer Energieaustausch ein. Sie vereinigen sich und beginnen, einander zu verstärken. *Was ist Liebe? Es ist eine wechselseitige Verstärkung der eigenen Energie um ein Sieben- bis Hundertfaches.*

Jeder Mensch ist nur eine Hälfte. Wenn sich zwei Hälften vereinigen, umarmen und küssen, dringt einer in einen anderen ein. Der eine liebt, und der andere liebt. Ein Mensch ist eine Energieeinheit, und wenn zwei Menschen in eine Richtung arbeiten, sind das nicht zwei, sondern sieben Energieeinheiten. Wenn es drei sind, sind es sieben hoch zwei, wenn vier, sieben hoch drei. Stellen Sie sich eine Familie aus vier Personen vor, die einander anhimmeln! Das ist eine Festung, die nichts und niemand zerstören kann. Wie viel Liebe es in dieser Familie gibt! Die Liebe heilt, schützt und verstärkt.

Daher sind liebende Menschen demjenigen verhasst, der der Finsternis dient. Sie sind ihm nur deswegen verhasst, weil sie einander lieben. Ihre Energien machen ihn einfach irre. Es beginnt dann eine Jagd auf die Familie oder auf ein Paar, eine sehr feine, raffinierte Jagd.

Die zerstörende Einwirkung – auf die Familie oder jede andere Einrichtung – hat interessante psychologische Nuancen.

Hier bedient man sich der Psychologie des Menschen. Der Mensch glaubt, dass es seine eigene Überzeugung, seine eigenständige Entscheidung ist, sich vom Partner zu trennen.

In Wirklichkeit ist aber Folgendes passiert: Die Menschen heiraten gewöhnlich aus Liebe. Sie lieben einander aufrichtig. Aber eine dritte Kraft baut eine Mauer des Unverständnisses zwischen ihnen auf und unterbricht somit den Energieaustausch.

Hatten sie sich früher durch den freien Energieaustausch gegenseitig bereichert, haben sie nun keine Energien mehr voneinander, und sie können nicht begreifen, was geschehen ist. Allmählich werden die Ehepartner einander fremd. Mit jedem Tag, jedem Monat, manchmal Jahre lang vollzieht sich eine sehr langsame und unauffällige Abstoßung, eine sehr starke Entfremdung.

Gewöhnlich wird am Beginn der Einwirkung Schwermut herbeigerufen. Der Mann fühlt sich hin- und hergerissen: Er weiß, dass er seine Frau liebt, aus Liebe geheiratet hat, aber plötzlich bekommt er Angst, und er beginnt sich zu fragen: warum? Ein normaler Mensch beginnt immer, nach der Ursache zu suchen. Unser Mann hat keine Ahnung, dass es einfach nur Energie ist, die man ihm auf eine magische Art und Weise schickt. Die tödliche Schwermut wird auf eine magische Weise in sein Herz geladen, und er versteht nicht, warum er denn eine solche Schwermut empfindet. Und gleich kommen die Gedanken: »Man versteht mich wohl hier nicht, das Leben ist gescheitert. Ich hatte mich so nach Glück gesehnt, aber mich liebt hier keiner, mich braucht keiner, und ich bin nicht der Mann im Haus.«

Recht oft kommen bei Männern Minderwertigkeitskomplexe vor, weil sie sich nicht als Mann fühlen – das ist oft ihre verwundbarste Stelle. Dort setzt die Einwirkung in der Regel auch an. Der Mensch quält sich, macht sich Sorgen und gleich darauf denkt er: Warum machst du dir Sorgen? Deine Familie ist doch schuld. Sehnsucht, Depression, das Gefühl, dass das Leben vorbei ist, überschatten dann die schönste Erinnerung an die frühere und angeblich vergangene Liebe.

Ein Beispiel hierzu: Eine junge Familie. Der Mann ist Unternehmer, das Kind ist anderthalb Jahre alt. Sie haben gerade ihr Nest gebaut. Alles ist da, was man sich nur wünschen kann – aber kein Leben. Äußerlich läuft dennoch alles gut, aber das Leben fehlt eben. Typisch ist, wenn man sagt: »Es war wohl keine Liebe ...« Aber es war Liebe.

Man braucht sehr viel Kraft, um die Einwirkungen zu überwinden, denn auch bei der anderen Hälfte wird gleichzeitig Schwermut herbeigerufen. Beide Partner empfinden Schwermut und fühlen sich hin- und hergerissen. Der Magier flößt ihnen nach und nach Gift ein und wartet darauf, dass der Becher überfließt, die beiden sich »auf Wiedersehen« sagen und auseinandergehen. Man kann sich fast nicht aus einer solchen Situation befreien. Wenn der Mensch bewusst versteht, was mit ihm passiert, weiß er, um was er kämpfen muss. Wenn er es aber nicht versteht, ist er nur ein Spielzeug in den Händen des Magiers, er steht vollkommen unter dem Bann all dieser Suggestionen.

Hier haben wir ein interessantes Phänomen: Die Ehepartner sind eigentlich nicht schuld, denn im Grunde hat man sie nur gezwungen. Aber trotzdem, unter welcher Suggestion oder Energieeinwirkung der Mensch auch stehen mag, er ist für all seine Handlungen, Worte und Gedanken, für sein Verhalten und seine Reaktion auf diese Einwirkung selbst verantwortlich. Das Karma für die Scheidung erhält nicht nur der Magier, sondern auch die Ehepartner, und sie arbeiten dieses selbst wieder ab. Sie werden im weiteren Leben vor eine um ein Zehnfaches schwerere Situation gestellt werden und diese richtig lösen müssen. Daher ist es besser, die Situation einmal richtig zu lösen, seine Kränkungen und seinen Zorn zu überwinden und zu sagen: »Und ich liebe dich trotzdem!« Hier liegt die Zauber-regel. Beispiele hierzu gibt es in vielen Märchen, in denen man eine Geliebte verzaubert und in ein fernes Schloss bringt, einsperrt, ein-schläfert oder in ein Biest verwandelt. In den Märchen kann nur die Liebe, oft ein Kuss, den Zauber lösen. Der Kuss ist ein Symbol der Liebe.

Das Wertvollste im Leben ist die psychische Energie, und sie li-ter- oder tonnenweise absaugen, heißt, den Menschen langsam zu töten. Daher leben Menschen, deren Liebe man mit Zauberkraft ge-wonnen hat, nicht lange.

Ein Magier, der den Menschen energetisch zerstört, entzieht sei-nen Opfern die Energie durch Zauber. Männer, die man verzaubert hat, nehmen zusehends ab, sogar ihre Gesichtshaut ist dunkler, die Augen sind etwas unnormal, fieberhaft, und sie sehen abgezehrt aus.

Warum ist dann der Liebeszauber so verbreitet? Ein Liebeszauber ist ein starker Entzug der Energie aus dem zweiten Chakra, das im Bereich der Geschlechtsorgane liegt. Das zweite Chakra ist die Ener-gie des Ätherkörpers, der mit dem physischen Körper eng verbun-den ist, d. h. es ist für Lebensaktivität, Kraft und Gesundheit verant-wortlich. Über das zweite Chakra ziehen die Magier Kräfte aus ih-rem Opfer, steuern über dieses Chakra den Menschen und werden somit selbst immer stärker.

Wiederholen wir es noch einmal: Worauf baut Liebeszauber, Lö-sungszauber und jede Hexerei auf? Auf einem Charakterzug. Der Mensch unterliegt der Einwirkung, indem er an seiner Einstellung, an seinem Egoismus, an den Kränkungen, am eigenen Ich festhält.

Wie kann man die Einwirkung lösen?

In groben Zügen sieht dies folgendermaßen auf: Bei schwarzer Magie fliegt eine negative Kugel auf den Menschen zu und hält sich aber nur dann an ihm fest, wenn in ihm ein ähnliches Potenzial, ähnliche Vibrationen stecken, denn Gleiches zieht Gleiches an. Wenn Sie aber innerlich ausgeglichen sind, kann Ihnen nichts pas-sieren.

Sehr wichtig ist, welche Kraft die Vibration hat. Wenn die Vibration sehr schwach ist, dann ist auch die Anziehung sehr schwach. Ist die Vibration aber sehr stark, weil Sie selbst beispielsweise einen Menschen absolut nicht ertragen können, dann wird die Einwirkung mit einer großen Kraft angezogen.

Es ist sehr schwer, einen Menschen von solch einer Einwirkung zu befreien, wenn sein persönliches »Ich« der Einwirkung entspricht. Deswegen dauert die Ausbildung an der Akademie mindestens zwei Monate. Das ist die kürzeste Zeit, in der Sie in die Lage versetzt werden können, sich von der Vibration zu befreien, mit der Sie die Energieverseuchung angezogen haben, um diese Vibration loszulassen. Sobald Sie sich verändern, hält die Einwirkung nicht mehr, verschwindet und hat keine Macht mehr über Sie. Daher war die geistige Entwicklung in allen Zeiten das Ziel, nur strebten leider nicht alle nicht immer danach. Analysieren Sie sich selbst, denn das ist die erste Voraussetzung, um sich von fremden Einflüssen zu befreien.

Sehr wichtig ist, wie die innere Position des Menschen aussieht. Daher lassen sich leider nicht alle Einwirkungen aufheben. Nur wenn der Mensch von innen heraus seine Fehler erkennt, verzichtet er auf sein eigenes Ich und überwindet die Energieverseuchung.

In der Tat ist eine Tötung der Liebe die größte Sünde. Aber das ist es , was die Magier erreichen wollen. Daher sollte man mit der Aussage: »Du bist nicht meine Hälfte, ich liebe dich nicht!« sehr vorsichtig umgehen. Denn es ist nicht wahr. Bevor Sie so etwas behaupten dürfen, müssen Sie alles zurückgeben, was Sie dem geliebten Menschen schulden, Sie müssen den »Verzauberten entzaubern«, wie in den Märchen, Sie müssen dafür alle Kräfte einsetzen.

Ich habe Ihnen erklärt, wie Sie die Einwirkung beseitigen – mit der Liebe. Lieben Sie. Sagen Sie ständig zu sich selbst: »Wie sehr ich ihn (sie) liebe und immer liebte und lieben werde.« Man muss seine ganze Liebe hingeben, die eigene übertriebene Selbstverliebtheit ganz zurücknehmen und vollkommen für den Menschen leben, mit dem Sie die Liebe zusammengeführt hat. Wenn Sie ihm alles Mögliche schenken und geben und sagen: »Ich freue mich, dass es dir gut geht!«, wenn Sie ein, zwei, drei oder zehn Jahre mit ihm zusammenleben und diesen Menschen ganz, von Anfang bis Ende, akzeptieren und nicht denken, dass das Leben gescheitert ist, dann wird Sie das Leben mit Glück belohnen. Für seinen Geliebten muss man kämpfen, denn das Wichtigste ist die Liebe.

UNSERE KINDER

Ständige Vorwürfe, Kränkungen, Skandale und Ärger in Ihrer Familie sind die Ursache vieler Ihrer Krankheiten, der Krankheiten Ihrer zweiten Hälfte und der Ihrer Kinder. Die Kinder werden hauptsächlich wegen der Fehler ihrer Eltern krank, denn sie sind stark abhängig vom Zustand der Aura ihrer Eltern. Diese Auras müssen harmonisch verschmelzen und sich nicht gegenseitig schwächen und peinigen. Es reicht, wenn nur ein Familienmitglied unsere Akademie besucht, damit sich die Heilwirkung der Energien über Verwandtschaftskanäle auf die gesamte Familie erstreckt. Schaffen Sie in Ihrer Familie eine Atmosphäre, die von Harmonie, gegenseitigem Verständnis und von Glück erfüllt ist.

Vor der Begegnung mit der Entwicklungsakademie dachte
ich schon, wenn ich morgens aufwachte, welche Tabletten
ich schlucken muss, um mich bewegen zu können und –
ein Wunder! Alle Schmerzen gingen unauffällig weg: Das

Magengeschwür, das mich Jahre lang gequält hatte, tut nicht mehr weh, am nächsten Tag vergaß ich die Nicrenkoliken, die so stark gewesen waren, dass mir schwarz wurde vor Augen, und der Rheumatismus sowie die Leber ... alles gut! Danke an Sie, Svetlana Peunova, Sie haben mir geholfen, die Schrecken loszuwerden!

Aber das größte Wunder hat sich bei meiner Tochter Natalja vollzogen. In den fünf Jahren ihres Familienlebens waren ihr keine Kinder vergönnt gewesen. Die traditionelle Medizin hatte nicht helfen können, und die Ratschläge verschiedener Heilkünstler hatten auch keine Ergebnisse gebracht. Als ich Svetlana Peunova das Foto meiner Tochter zeigte, sagte sie: »Sie soll an die Akademie kommen, wir helfen ihr.« *Aber da Ergebnisse bei anderen Heilkünstlern bislang ausgeblieben waren, war meine Tochter misstrauisch und weigerte sich, an die Akademie zu gehen. Daher legte ich, mit dem Einverständnis von Svetlana Peunova, bei jedem Vortrag die Fotos meiner Kinder auf die Bühne. – Das Glück einer jungen Frau, die in ihrem Bauch die Frucht der erbeteten Liebe trägt, lässt sich nicht messen! WIR DANKEN!*

Meine andere Tochter hatte im Unterricht an der Mittelschule wegen schlechter Gesundheit oft gefehlt und war nicht besonders gut in der Schule gewesen. Jetzt bringt sie nur noch sehr gute Noten nach Hause und fühlt sich viel besser. DANKE!

Möge Gott Sie beschützen für diejenigen, die noch anstehen.

R. W. S.

Unsere Familie war am Zusammenbrechen. Der Vater trank, und es gab ständig Streit. Dann wandten sich meine Mutter

*und ich an die Akademie. Jetzt geht es uns gut. Obwohl
der Vater nicht zusammen mit uns den Unterricht besuchte, hat er sich sehr stark verändert. Er trinkt nicht mehr,
und wir beginnen, uns gegenseitig zu verstehen. Man spürt
jetzt eine Liebe in der Familie, die früher nicht zu erkennen
war.*

W. M.

Die Kinder sind ein Spiegelbild der Beziehungen zwischen den Ehegatten, sie befinden sich zwischen ihnen. Und wenn Liebe zwischen
den Partnern ist, dann schenken sie ihren Kindern eine um ein Siebenfaches größere Liebe. Wenn zwischen Ihnen aber die Pfeile des
Hasses und des Ärgers fliegen, so gehen diese durch Ihre Kinder
und zerstören deren Auras.

Zum Ersten: Akzeptieren Sie sich daher gegenseitig, verstehen Sie
sich, und die Kinder werden aufblühen. Zum Zweiten: Bewundern
Sie Ihre Kinder. Nur die Liebe kann sie heilen und vor Energieverseuchungen schützen.

> Die Weisheit der Kinder reicht viel tiefer
> als die Klugheit der Erwachsenen.

Es gibt folgende gute Übung: Stellen Sie das Kind ins Zentrum der
Familie, in die Mitte des Kreises, und bewundern Sie es einfach.
Wie es auch sein mag – krank, gesund, klein, groß –, bewundern Sie
das Kind, das ist das Einzige, was Sie tun dürfen.

Tadeln Sie die Kleinen nicht, Sie haben kein Recht dazu, Sie haben einfach kein Recht. Bewundern Sie das Kind, und erziehen Sie
es nur mit Fragen: Was denkst du? Warum? Damit versteht es selbst
alles.

Seinen Kindern den eigenen Willen aufzuzwingen, sie zu etwas zu zwingen und sie zu unterdrücken ist eine große Sünde und ein Weg, der zu Krankheiten und Konflikten mit den Kindern führt, wenn diese erwachsen werden. Denn wenn sie erwachsen sind, werden sie Ihnen Ihr Verhalten kaum verzeihen. Hören Sie daher auf herumzukommandieren und zu tadeln, schauen Sie stattdessen auf Ihre Kinder, und bewundern Sie sie. Sie sind ein Wunder, das das Leben Ihnen gegeben hat. Schätzen Sie jede Minute mit Ihrem Kind, seien Sie dankbar dafür, dass Sie Ihr Kind bewundern und für Ihr Kind leben können.

Sie dürfen um das Kind auch keine Angst haben, denn das bedeutet eine Zerstörung seiner Aura. Angst um das Kind muss man sich verbieten, denn Sie müssen wissen, dass die Angst tötet, auch wenn Sie Gutes wünschen. Verbieten Sie sich, um Ihre Kinder Angst zu haben oder Schlimmes zu befürchten und sich diese Vermutungen in Gedanken auszumalen, denn unsere Gedanken haben eine enorme Kraft sich zu realisieren! Sie haben daher nur das Recht zu lieben, zu bewundern und Gutes zu wünschen.

Jedes Kind im Alter von zwei bis drei Jahren erforscht die Welt und mischt sich in diese Welt nach seinem Ermessen ein: Mal stibitzt es etwas, mal zerbricht es etwas, mal krabbelt oder klettert es irgendwohin, mal macht es sich schmutzig oder zerreißt etwas. Das ist seine Art zu existieren, eine richtige und notwendige Art. – Wie nehmen das die Eltern auf? Wie eine Strafe, mit unnötigen Sorgen, oder empfinden Sie es als eine Belastung für sich? Meist sehen die Eltern leider nur sich selbst, nur ihre Müdigkeit, dass man keine Zeit hat, um an sich selbst zu denken, sich mit eigenen Sachen zu beschäftigen. Das Kind aber treibt weiter Unsinn, krabbelt wieder irgendwohin, erforscht die Welt weiter, nimmt etwas in den Mund ... Aber das ist doch gefährlich, man muss ständig auf das Kind aufpassen, es erziehen, denken die Eltern. Sie ärgern sich in der Regel dann über das Kind, und die Liebe verblasst in dieser Zeit ein bisschen: Es gibt so viele Probleme mit dem Kind, da ist einem nicht nach Liebe zumute! - Denken Sie einmal darüber nach, wie falsch Sie hier liegen ...

Recht oft führt eine übermäßige Strenge der Eltern, ihre zu große Fürsorglichkeit zur Entwicklung von Minderwertigkeitskomplexen und Selbstunsicherheit beim Kind. Kinder sollten aber in einer Atmosphäre der Ruhe, des Glücks und der Freude erzogen werden. Wenn die Mutter links von ihm steht und der Vater rechts, wenn sie sich gegenseitig lieben, befindet sich das Kind in ihrer vereinigten Aura, doppelt geschützt, in warmen, ruhigen Vibrationen der Liebe und des Schutzes. Das Kind muss spüren, dass seine Familie, seine Mutter und sein Vater, es braucht und Respekt ihm gegenüber hat, dann wird es in seinem weiteren Leben immer nur das Gute erwarten. Wenn es erwachsen wird, wird es ein sehr selbstbewusster und starker Mensch werden, der vor nichts Angst hat und der fähig ist zu Handlungen, die auf die Bildung von Harmonie gerichtet sind.

Es ist bekannt, dass die Gesellschaft aus einzelnen Familien besteht, wie die Waben eines Bienenstocks. Aber man wird heute kaum eine wirklich glückliche Familie darunter finden. Viele Soziologen vertreten den Standpunkt, unglückliche Familien seien die Folge einer kranken Gesellschaft. Wir gehen jedoch vom Gegenteil aus: »Willst du glücklich sein, dann sei es einfach!« Es liegt in der Macht eines jeden Menschen, in seine Familie Frieden, Liebe und Gelassenheit zu bringen. Und dann entsteht aus den glücklichen Familien unbedingt auch eine glückliche Gesellschaft.

Kapitel 6

DIE FRAU UND DAS WUNDER DER GEBURT

Alle Schönheit des Lebens kommt von der Frau,
ohne sie könnten wir die Last des Lebens
nicht ertragen.
Alle Liebe des Lebens kommt von der Frau,
ohne sie würden wir im Dunkeln
und Hass leben.
Das Herz einer Frau strahlt eine
helle, klare Kraft aus.
Sie wird mit der Zeit nicht erlöschen,
bis hin zum Sieg.

Richard Rudzitis

Was ist wahre Weiblichkeit in unserer Gesellschaft? Wie der russische Dichter Nekrassow in seinem Gedicht richtig bemerkte, fällt die russische Frau »dem Pferd in die Zügel und betritt ein brennendes Haus«. Aber warum kann sie nicht auch einmal zärtlich sein, Liebe und Zärtlichkeit, Ruhe und Weisheit ausstrahlen, damit man zu ihr kommt, um sich anzulehnen, Wärme zu bekommen und dann weiter durchs Leben zu gehen? Warum übernehmen unsere russischen Frauen die Rolle des Mannes und tragen die Familie und alle Sorgen des Alltags auf ihren Schultern? Ein kommandierender Ton, eine bestimmte Stimme und ein absoluter Verlust der Weiblichkeit – das ist das Bild einer typisch russischen Frau. Muss sie aber wirklich so sein?

Die Amerikaner haben vor 20 Jahren soziale Forschungen durchgeführt und festgestellt, dass eine arbeitende Frau in Russland die Gesellschaft viel mehr zerstört, als alle ideologischen Einflüsse. Das ist darauf zurückzuführen, dass sie sich weder um ihren Mann noch um ihre Kinder kümmert, sie schafft es einfach nicht, weil sie zu sehr beschäftigt ist. Dies muss geändert werden. Es stimmt, die Frau ist heute oftmals stärker als der Mann. Das ist richtig so, denn das Zeitalter der Frauen steht vor der Tür. Viele Jahrtausende trug die Erde den männlichen Willen, den männlichen Intellekt und männliche Stereotype, was zu einer Verschiebung der polaren Energien führte. Irrtümer, Technokratie, Gewalt, Aggressionen – all das hätte die weibliche Energie auf der Erde nicht zugelassen. Diese Verschiebung ins rein Männliche ist aber auch insofern katastrophal, dass auch die Frauen beginnen, in der Gesellschaft männliche Züge zur Schau zu stellen. Es wird daher höchste Zeit, dass die weibliche Energie wieder wächst und einen Ausgleich schafft.

Meine lieben Frauen, verstehen Sie, dass Sie Frauen sind, Sie sind Schönheit, Sie sind Liebe und Harmonie. Sie sind Frauen, und darin liegt Ihre Kraft. Sie bringen Ruhe und Trost. Keine Befehle, keine Derbheit und keine Gewalt, denn Sie sind Ruhe und Trost. Und jede von Ihnen sollte sich jetzt einmal objektiv betrachten: Entsprechen Sie der Mutter der Welt, der Gottesmutter? Tragen Sie ausreichend wahre, ruhige Weiblichkeit in sich? Es heißt, das Zeitalter der Frauen stehe vor der Tür, und es ist die Frau, die als Erste die Höhen des Geistes besteigen soll, daher beschäftigen sich jetzt überwiegend Frauen mit dem Geistigen. Sie werden ihren Lebensgefährten, ihren Mann, ihren Vater, ihren Sohn und ihren Bruder dann mit sich führen.

Eine Frau hat viel Kraft in sich, aber diese darf nicht in Derbheit, Machtgier, Schroffheit und Geradlinigkeit zum Ausdruck kommen. Flexibilität, Einfühlungsvermögen, Zärtlichkeit, Schönheit, Ruhe und Harmonie sollen in ihre Familien, in ihr Leben, in ihr Herz kommen. Nur Zärtlichkeit und Liebe bringen Kraft, Derbheit und Aggression dagegen stoßen die Menschen ab. Man muss sich nicht scheuen, auf die Frauen zu hören, denn sie sind meist intuitiver und weiser. Bei ihnen überwiegt das Gefühl, schützen und bewahren zu müssen, während bei den Männern das Streben nach einer führenden Position im Vordergrund steht. Eine Frau denkt trotz allem immer auch an diejenigen, die sie beschützt, die sie großzieht, an diejenigen, die in ihrer Nähe sind.

Die gesamten materiellen Sorgen, die gesamte körperliche Arbeit und das Geschäftsleben muss man dem Mann überlassen: Er soll sich als Mann, als Herr im Haus fühlen, als jemand, den man braucht – nicht aber als jemand, den man lenkt und drängt, sondern als jemand, den man bewundert, respektiert und schätzt und auf den man sich wie auf einen Felsen stützen kann. An der Entwicklungsakademie erziehen wir die Frauen zu Weiblichkeit und Sanftheit und die Männer zu Männlichkeit und Kraft. In jeder Familie sollte die Harmonie zwischen Yin und Yang herrschen, Männlichkeit und Weiblichkeit sollten zu einem Ganzen verschmelzen und sich gegenseitig ergänzen, wobei beide dennoch ihren Platz behalten. Die rechte Seite einer Frau ist die männliche Yang-Energie, daher stellt sich der Mann rechts von ihr hin, und die linke Seite eines Mannes ist die weibliche Yin-Energie, daher hält sich die Frau links vom Mann. So sollten Sie gehen, sitzen und schlafen, und es ist gut, wenn ein kleines Kind zwischen Ihnen schläft. Das ist alles, was man zum Glück, zumindest zum Beginn des Glücks, braucht.

> Wenn jede Frau ihre Vorherbestimmung erkennt,
> wird sich die Welt beruhigen.

Die Frau ist vor allem Mutter, sie ist es, die der Welt das Wunder der Geburt schenkt. Dieses Wunder vergessen wir in letzter Zeit allmählich. Die Frauen leiden heute entweder an Unfruchtbarkeit oder lassen »unerwünschte« Kinder abtreiben. Aber hat die Frau das Recht dazu?

Was ist Schwangerschaft? Eine Frau wird schwanger, wenn sich zwei Auras vereinigen, wenn eine Aura in eine andere eindringt. In einem amerikanischen Atlas für Energieinformatik ist anschaulich gezeigt, wie sich der Energiekanal der Mutter mit dem des Kindes vereinigt, wenn die Mutter das Kind in ihrem Leib trägt und wenn das Kind an der Brust saugt, deswegen heißt es auch »etwas mit der Muttermilch einsaugen«.

Die Felder der Mutter und des Kindes vereinigen sich also. Sechs Monate vor der Schwangerschaft liegt die Seele des Kindes bereits im Feld der Mutter. Es ist eine Seele, die sich materialisieren will. Was für ein Vorgefühl hat sie vor der Geburt? Freude, denn die Seele hat jemanden gefunden, der ähnliche Vibrationen hat, wo sie sich entfalten kann. Die Seele des Kindes gelangt in einen materiellen Körper und beginnt, ihre dichten Hüllen anzunehmen; sie wächst.

Wenn eine Frau sich nun überlegt, ob sie das Kind überhaupt bekommen soll, weil sie vielleicht kein Geld oder keine Wohnung hat, dann sollte sie wissen: Die Seele des Kindes, das sich bei ihr inkarnieren möchte, hat bereits ein ganzes Meer an Verkörperungen hinter sich und schon ein Meer an Talenten und Fähigkeiten erworben. Sie ist ein vollberechtigter Mensch. Und die Frau will dieser Persönlichkeit, diesem Menschen die Chance nehmen zu leben? Wer hat ihr das Recht dazu gegeben? Sie selbst hat doch das wertvolle Geschenk des Lebens auch erhalten. Wie kann sie dann eine andere Seele dieses Geschenks berauben?

Kaum jemand weiß, dass bei einer Abtreibung die Seele des Kindes keine Energie, keine Lebenskraft mehr hat, um die Aura zu verlassen. Man hat ihr die Lebenskraft genommen, und so bleibt sie in der Aura der Frau. Die Seele befindet sich während der Schwangerschaft hauptsächlich im zweiten und vierten Chakra. Bei der Abtreibung reißt der silberne Faden, und die Seele bleibt ohne physischen Körper. Sie dringt dann in das Herz ein, in den Bereich zwischen dem Solarplexus- und dem Herzchakra. Die Seele eines toten Kindes vereinigt sich mit den Seelen der Eltern, und das wirkt sich auf das Unterbewusstsein der Eltern, die keine Eltern geworden sind, wie eine Blockade aus, die Schwermut und Depression mit sich bringt. Denn die Seele des ungewollten Kindes versteht, dass für sie alles vorbei ist. Können Sie sich vorstellen, welche Schwermut das Herz der Frau ergreift? Wird eine solche Frau glücklich sein? Nein. Alles in ihrem Leben läuft von jetzt an wahrscheinlich schief, die Gesundheit verschlechtert sich womöglich, denn die ungewollte Seele verspürt Schwermut. Für Abtreibungen gibt es ein Bußgebet, das man ein ganzes Leben lang betet, doch wenn keine tiefe Reue da ist, dann hilft auch kein Gebet.

Einer verkörperten Seele fällt es sehr schwer, die Erde zu verlassen. Man vergisst, wo und wer man ist. Es bleibt nur eine Seele und eine Welt. Es gibt keine Worte, um wiederzugeben, was diese Seele spürt, denn man spürt weder die Erde noch die Welt oder den Raum, man spürt keine Entfernungen, nichts davon ist da. Man fühlt nur, dass eine Welt geht und keine andere da ist, um sie zu ersetzen. Und man empfindet sich nicht als Mensch, sondern Globalität, denn die Seele ist riesig.

Können Sie sich vorstellen, welche Schwermut eine Seele empfindet, die hilflos ist und deren Körper getötet wurde? Sie spürt, dass man ihn tötet und empfindet große Furcht. Diese Furcht lässt sich in der Frau, in ihrem Unterbewusstsein für ihr ganzes Leben nieder. Und wenn sich das zwei oder drei Mal wiederholt? Dann trägt die Frau zwei oder drei getötete Kinder in sich. Wie konnten die Menschen nur so weit kommen?

Wenn es gar zu ausweglos erscheint, dann ist der einzige Ausweg zu beten und zu bitten, die Geburt des Kindes um einen Monat, um ein Jahr aufzuschieben ... Nur aufzuschieben.

Bedenken Sie auch immer: Nicht alle können Kinder zur Welt bringen. Daher ist ein Kind ein großes Geschenk! Wenn in der Familie zwischen Geburt und Abtreibung entschieden wird, nehmen sowohl der Mann als auch die Frau daran teil. Ein Mann belastet seine Seele daher genauso, manchmal sogar stärker, wenn er die Frau zu einer solchen Entscheidung drängt. Und die Seele des Kindes beeinflusst seine Aura genauso. Die Eltern sind immer zu zweit, deshalb wird auch die Seele des ungewollten Kindes auf zwei Auras verteilt.

Wenn man von sich aus freiwillig abtreiben lässt, einen Menschen tötet, ist das Satanismus, eine freiwillige Versklavung der eigenen Seele durch eine andere. Wer denkt schon daran, besonders bei den Männern? Dieser Fehler lastet auf allen, die zur Abtreibung geraten haben: auf Müttern, Verwandten und Freundinnen. Im Namen der Seele eines getöteten Kindes, die zu uns aus dem Zwischenzustand spricht, um Ihnen den Zustand der Schwermut aus der Zwischenwelt zu vermitteln, wurde folgendes Gedicht geschrieben, das ich vor kurzem in der Moskauer U-Bahn las:

Ich bin nackt und blind, das ungeborene Kind.
Ich bin allein, und ich heiße »Nein«,
bin in der Seele eines Arztes scharfe Kälte,
ein Knötchen, das zertrümmert wurde von den Eltern.
Meine Eltern, möge es euch leicht sein,
euer Verstand ist klein, eure Vorstellung ist gemein.
Ich liebe euch doch bis zur letzten Stunde,
selbst wenn ihr vergessen habt euren Fehler.

Bitten Sie die Seele um Vergebung sowie auch alle, denen Sie mit Ihrem Ratschlag zu solch einem Mord verholfen haben.

Kapitel 7

IN DER WELT DES WISSENS UND DER INTUITION

Man muss seine Gefühle verfeinern, nicht umsonst nahm ein Einsiedler täglich Blätter und Gras in seine Nahrung auf, um den Geschmack raffinierter zu gestalten. Als er von einem Passanten gefragt wurde, warum er das tue, antwortete der Einsiedler: »Um dich besser lieben zu können.« Jede Verfeinerung ist nützlich, um die Grundlagen zu erkennen.

WIR SIND EIN TEIL DES RAUMES

Im Leben spüren Sie nur einen kleinen Teil von sich, nur Ihren physischen Körper. Aus dem kleinen Fenster Ihrer inneren Welt sehen Sie nur einen kleinen Teil des Planeten, dieses winzige Teilchen der Weltschöpfung. Sie sind in Ihrem Denken, in Ihren Begriffen und in Ihren Vorstellungen beschränkt. Jeder von Ihnen sieht, fühlt und versteht nur einen sehr kleinen Teil der Welt, nur zum Teil verstehen Sie, was

Sie wirklich sind. Doch der Funke Ihres Geistes, der sich vom kosmischen Magneten löste, hat auf seinem Weg durch den Raum sehr viel gesehen, und Sie tragen das Wissen des Raumes in sich.

Jeder Mensch weiß alles, so die fernöstlichen Weisen. Jeder Mensch ist ein riesiger und vollberechtigter Teil des Raumes. Ihre Aura ist unendlich, die Energie, die Sie umgibt, wird im Raum über riesige Entfernungen hinweg übertragen, und Ihre Gedanken sind auf fernen Planeten zu hören. Sie stören deshalb das Gleichgewicht dieser fernen Planeten und selbst unseren eigenen Planeten durch Ihre unkontrollierten Gedanken, begleitet von starken negativen Emotionen; Sie erschüttern den Raum, weil Sie den Ausweg aus der kleinen Sackgasse Ihres Lebens nicht finden können.

Der Raum durchfließt uns, er durchfließt die gesamte Welt, und wir lösen uns darin auf. Wenn wir es wollen, spüren wir seine Kraft und Weisheit, die im Laufe von Jahrhunderten, Jahrtausenden und Jahrmillionen angesammelt wurde. Wir müssen uns nur mit diesem Raum vereinigen können, damit seine Weisheit unsere wird. Die Welt hat alles - öffnen Sie sich einfach der Welt.

> Nehmen Sie die Welt in sich auf, und beschränken Sie sich nicht auf sich selbst. Die Welt ist groß, und auch Sie werden groß sein, wenn Sie sich mit der Welt vollkommen vereinigt haben.

Der Mensch besitzt die feinste und stärkste Energie, die so genannte Energie allen Ursprungs oder psychische Energie, die unseren gesamten Raum und unsere Energiestruktur erfüllt. Diese Energie beeinflusst in entscheidender Weise alle Lebensprozesse, die mit dem Menschen und mit seiner Tätigkeit zusammenhängen. Diese Energie zu begreifen und sie richtig anwenden zu können - das öffnet den Weg in die Welt der Intuition.

DIE STIMME DES HERZENS – DIE STIMME DES RAUMES

Das Wichtigste, was die Hörer der Svetlana-Peunova-Entwicklungs-akademie lernen, ist die Entwicklung der Intuition, der Stimme des Herzens, die im alltäglichen Leben unersetzliche Hilfe leistet und in unterschiedlichsten schwierigen Situationen, die uns ständig begegnen, zuverlässigen Schutz bietet. Diese Stimme warnt uns vor drohender Gefahr und gibt unschätzbare Ratschläge. Das Wichtigste dabei ist, einfühlsam hinzuhören, den höheren Raum und den Klang des eigenen Herzens zu verstehen und sich in keinem Fall in die anderen Welten einzumischen, denn man kann sich mit fremder Information regelrecht »vergiften«.

Ich habe mit dem Raum kommuniziert. Ein Gefühl der Wärme, Freude und geistigen Ruhe erfüllte mich. Dank intuitivem Wissen habe ich alle Fragen einer Person beantwortet, die bei mir war (die Antworten waren zu 90 Prozent richtig). Falsch waren die Antworten nur dann, wenn ich sie selbst richtig zu stellen versuchte. Im Laufe der gesamten Kommunikation fühlte ich mich sehr wohl. Es ist ein Zustand, aus dem man nie erwachen möchte.

P. W. M.

In der Akademie erweitern wir den Horizont unseres Bewusstseins, des Weltverständnisses, der Weltempfindung. Nur das Herz alleine ist stark. Nur im Zustand der Ruhe und der Betrachtung, wenn unser

Herz von persönlichen Emotionen, Erlebnissen sowie dem Wunsch, sich ausschließlich sich selbst zuzuwenden, frei ist, kann es die Welt richtig spüren. Nur wenn Sie sich selbst genauso wie die anderen betrachten, dann sehen Sie die Welt richtig. Wir alle sind gleichberechtigte Teile von ihr.

> Ihr Herz kennt alles.
> Die Frage ist, ob Sie Ihr Herz kennen.

Sie müssen lernen zu spüren, dass Sie in die Welt münden, wie ein Fluss ins Meer mündet. Sie müssen lernen, sich selbst zu spüren, sich und Ihr eigenes Herz. Genauso sollten Sie in der Lage sein, andere Menschen, die mit Ihnen kommunizieren, zu verstehen.

Wenn Sie in diesen Zustand eintauchen, in dem Sie sich selbst empfinden, sich selbst verstehen und sich selbst akzeptieren, in diesem Zustand der kompletten Verschmelzung mit dem Raum und seinen Energien, können Sie sich weiter entwickeln.

Jeder Mensch ist im Raum notwendig. – Der Mensch ist ein Funke, der sich von der großen Seele gelöst hat. Wenn er sich auf der Erde materialisiert, fühlt er sich von ihr abgerissen, fühlt sich von den ersten Minuten seines Lebens an einsam, daher ist beim Menschen das Verlangen nach einem liebenden Wesen so stark ausgeprägt. Deswegen möchten die Kinder nicht von ihrer Mutter weg. Deswegen widmen die Erwachsenen ihr ganzes Leben der Suche nach einem Freund oder einem geliebten Menschen. Deswegen sehnt man sich so stark nach einer harmonischen Familie. Man strebt nach Harmonie, Freude, Glück und Sicherheit, man möchte verstanden werden. Man möchte an seinem Platz sein und wissen, dass alles im Leben richtig und genauso ist, wie es sein soll. Der Mensch möchte sich mit dem gesamten Kosmos und den Menschen vereinen und seine Verwandtschaft zu einer noch größeren

Anzahl von Menschen spüren. Dazu muss man aber vieles verstehen.

An der Entwicklungsakademie lernen die Hörer, die Gesetze des Kosmos zu verstehen, sie lernen, mit dem Raum zu kommunizieren, und sie erfahren, wie sie die Kraft des Gebets, des Gedankens, des Wortes und der Ansprache begreifen können. Der Raum ist ein Lebewesen, denn er besteht aus Energien, denen die Weisheit der Jahrhunderte innewohnt. Um den Raum richtig zu verstehen, muss man das eigene Herz entwickeln und die Gefühle verfeinern. Der Energie- und Informationskanal, den ich empfange, sammelt alle Energien des Raumes und wandelt sie um. Daher können alle unseren Hörer, die sich diesem Kanal anschließen, den Raum um Hilfe bitten.

Was sind kosmische Gesetze? Sie sind wie ein Merkblatt für den Menschen. Wie kann man leben, ohne die Harmonie des Raumes zu verletzen? Wie kann man mit dem Raum verschmelzen und von ihm Unterstützung erhalten?

Sie sind immer ein Teil des Raumes, aber Sie können um ein Hundertfaches stärker werden, wenn Sie mit dem Raum verschmelzen und die Welt mit den Augen des Raumes sehen. Was Sie bekommen wollen, um was Sie auch bitten, Sie ziehen es dann an wie ein Magnet, weil Sie selbst der Schöpfer Ihres Schicksals sind. Bitten Sie, aber bitten Sie bewusst. Der Raum ist nicht leer, sondern lebendig. Die Energien leben, atmen und wissen. Und die höchste Energie dabei ist die Energie der Liebe.

Im August wurde bei mir ein chirurgischer Eingriff am Ge-
bärmutterhals vorgenommen. Nach der Behandlung im
Krankenhaus kam ich im September zu meiner Ärztin.
Nach der Untersuchung sagte sie, dass noch ein Polyp üb-
rig geblieben sei und dass ich am Tag nach meiner Regel
kommen solle. Nach Empfehlung eines Mitarbeiters der
Akademie begann ich zu beten und bat um Hilfe.

Als ich am 11. Oktober zu meiner Ärztin kam, fragte diese verwundert: »*Was haben Sie denn gemacht?*« *Nach gründlicher Untersuchung sagte sie, dass jetzt alles in Ordnung und verheilt und dass keine Operation mehr notwendig sei.*

G. N. A.

Eines Tages sah ich vor dem Einschlafen mich selbst. Hinter meinem Rücken stand eine riesige leuchtende Gestalt und bedeckte mich mit den Händen von oben. Ich fragte: »*Was ist das?*« »*Du stehst unter einem Schutz*«*, war die Antwort. Ich fragte:* »*Schutz? Wovor?*« *Und ich hörte wieder:* »*Du stehst unter einem Schutz!*« *Ich bedankte mich und vergaß es.*

Am Tag danach kam es in meinem Haus, einem Mehrfamilienhaus, zu einem Brand – das Dach und das Dachgeschoss brannten. Ich erfuhr davon aber als Letzte. Die Polizei untersuchte die Wohnungen und klingelte auch bei mir. Ich war sehr überrascht, da ich nicht einmal den Rauch riechen konnte. Trotzdem zog ich mich an, nahm wichtige Papiere und meinen Hund mit und ging hinaus. Draußen vor dem Haus sah ich dann das Feuer über dem nächsten Hauseingang, die Feuerwehr und erschrockene Menschen, und ich erinnerte mich an meine Vision.

Die Angst war im Nu verschwunden. Ich wartete viereinhalb Stunden ganz gelassen. Als alles zu Ende war, stellte es sich heraus, dass alle Wohnungen, vom Dachgeschoss bis in den zweiten Stock, unter Wasser standen. Unberührt blieben nur meine Wohnung (ich wohne im dritten Stock) und die Wohnung einen Stock tiefer. Selbst meine Antenne auf dem Dach blieb unberührt, und den Rauch hat der Wind nicht in meine Wohnung, sondern in die andere

Richtung geblasen, so dass nicht einmal ein unangenehmer
Geruch da war. Meine Bekannten wunderten sich und sag-
ten, dass ich wohl einen Regenschirm über meiner Decke
hätte ... Daraufhin nickte ich nur und lächelte leise, dem
Himmel für Hilfe und Schutz dankend.

S. B.

Im Raum gibt es keine Entfernungen ...

Generell erlaube ich es den Hörern der ersten Stufen, um Ihnen eine
größere Sicherheit zu vermitteln, dass sie unter Schutz stehen und
sich in verschiedenen kritischen Situationen an mich wenden können. Die Energien meiner Aura reagieren schnell auf ihre Bitten wie
»Svetlana, helfen Sie bitte!« Unsere Schüler berichten von interessanten Fällen, in denen sie diese »Hilfe in der Not« gebraucht haben.

Mehrmals habe ich mich an Svetlana Peunova gewandt,
wenn ich mich unwohl fühlte, Schwäche empfand oder un-
ter Kopfschmerzen litt. In fünf bis zehn Minuten ließen
Schmerzen oder Missbehagen nach, und bald vergaß ich
sie.

A. G. W.

Einmal hatte ich sehr starke Kopfschmerzen, gegen die kei-
ne Medikamente halfen. Ich bat Svetlana Peunova, mir zu

137

helfen, wieder zu genesen. In fünf Minuten begann der Schmerz nachzulassen, und in zehn Minuten war er ganz verschwunden.

O. A. S.

Bei mir war mein Neffe zu Besuch. Ich war in der Küche und habe gekocht, während er im Zimmer spielte. Plötzlich hörte ich ihn schreien und lief zu ihm. Auf seiner Stirn sah ich eine esslöffelgroße, dunkelviolette Beule wachsen. Ich war erschrocken und konnte mich ein paar Sekunden nicht fassen. Ich griff nach dem Foto von Svetlana Peunova und flehte darum, dass das Kind keine Schwellung bekommen und keine Schmerzen empfinden sollte. Noch bevor ich meine Bitte zum zweiten Mal wiederholen konnte, hörte das Kind auf zu weinen und begann zu lachen.

Die Beule hörte auf zu wachsen und war nach einer Stunde ganz weg – an ihrer Stelle blieb nur ein kleiner gelber Fleck zurück.

W. W. G.

Meine Schüler wenden sich in schwierigen Situationen an mich, wenn sie die Tür ihrer Wohnung nicht öffnen können, wenn sie auf dem Weg zum Unterricht im Stau stehen, wenn ein Zug den Eisenbahnübergang versperrt, oder wenn sie einem Streit schnell ein Ende setzen wollen. Schnelle gesundheitliche Hilfe leistet meine Aura sowohl meinen Schülern als auch den Menschen, die ich persönlich nicht kenne, wenn diese mich über ein Foto ansprechen. Oft werde ich gefragt: »Sie haben meine Bitte wohl gehört?« Darauf antworte ich: »Natürlich nicht! Wenn ich alle hören würde, die sich an mich wenden, hätte ich keine Zeit mehr zu arbeiten!« Es ist meine Aura, die hilft, also die Gesamtheit ihrer feinen Energien. Sie kann tatsächlich in verschiedenen Situationen helfen, aber auch die Auras meiner älteren Schüler haben ähnliche Fähigkeiten.

Einmal in der Früh briet ich Krapfen. Mein Sohn näherte sich dem Herd und verbrannte sich versehentlich die Oberlippe an der heißen Pfanne. Ich wandte mich an Svetlana Peunova, und die Rötung verschwand. Vielen Dank.

Später begaben wir uns auf den Weg zum Unterricht. Drei Mal blieb der Bus wegen technischer Störungen stehen. Erst als wir uns alle gemeinsam an Svetlana Peunova wandten, erreichten wir reibungslos unser Ziel.

E. A. N.

Ich kam von der Datscha nach Hause, schaltete den Fernseher ein und stellte fest, dass die Sender 1 und 3 nicht empfangen werden konnten. Einmal war das schon vorgekommen, das hing mit der Antenne zusammen, aber dieses Mal konnte ich nichts tun, obwohl ich schon alles versucht hatte. Ich hatte die Hoffnung schon fast aufgegeben, an diesem Abend meine Lieblingssendung zu sehen, da bat ich Svetlana Peunova um Hilfe. Nachdem ich vorher selbst 20 Minuten mit meinem Fernseher gekämpft hatte, erschien nun binnen weniger Sekunden ein normales Bild.

E. S.

Ende März 2000 gab es starken Frost. Wir wohnen im Privatsektor und heizten mit dem Ofen. Wegen des Frosts ließen wir den Ofen über Nacht auch an.

Mitten in der Nacht sprang ich auf und lief aus dem Schlafzimmer in den Flur hinaus. Die Wohnung stand voller Rauch, mir tränten die Augen und mein Hals wurde trocken.

Ich weckte meinen Mann und machte das Licht an. Unsere Decken sind drei Meter hoch, aber der Rauch hatte den Raum schon zu zwei Dritteln gefüllt. Wir hatten den Sessel zu nah an den Ofen gestellt, und die Polster hatten angefangen zu brennen. Wir öffneten sofort alle Türen und Fenster, aber der Rauch wollte einfach nicht hinausziehen. Ich bat Svetlana Peunova gedanklich darum, den Rauch von gefährlichen Toxinen zu befreien.

Um 4 Uhr morgens legten wir uns dann ins Bett, und morgens wachten wir auf und hatten nicht einmal Kopfschmerzen. Unser Kind hat von dem Ganzen sogar gar nichts mitbekommen. Ich danke Ihnen herzlich für die Hilfe.

O. V. T.

Es sei bemerkt, dass es vor allem die Gefahr der Vergiftung mit den Toxinen aus dem Rauch ist, die den Brand so gefährlich macht. Besonders gefährliche Gifte werden freigesetzt, wenn synthetische Stoffe brennen, z. B. die Schaumstoffe der Polster.

Dass die Menschen, die sich mitten in diesem Rauch befinden, und vor allem das schlafende Kind, nicht nur von einer Vergiftung, sondern auch von den Kopfschmerzen verschont blieben, wäre im Normalfall nicht vorstellbar gewesen.

Von Interesse ist auch ein Fall, in dem der Vater einer Schülerin aus Tschapajewsk, der wegen Lähmung arbeitsunfähig war, wieder arbeiten konnte. Die Heilung erfolgte über die Tochter. Nach nur zwei Wochen, in denen seine Tochter die Akademie besuchte, heilte die Lähmung der rechten Hand, und er kehrte zu seiner Arbeitstätigkeit zurück. Wie dies kam? Nun, beim autogenen Training hat seine Tochter einfach nur darum gebeten.

Über die Hörer der Akademie heilen wir nicht nur Menschen, sondern auch Haustiere. Denn auch sie sind Familienmitglieder.

Eine Schülerin, die die Hoffnung aufgab, dass die Tierärzte ihrem Kater helfen könnten, kam mit seinem Foto zum Unterricht. Seine großflächigen eiternden Wunden bedeckten sich innerhalb einer Woche mit einer neuen zarten Haut, und nach einer weiteren Woche waren sie schon mit Fell bewachsen.

Für die Wirksamkeit des Unterrichts an der Akademie ist der individuelle praktische Unterricht, den meine Assistenten und Berater den Hörern erteilen, von besonderer Bedeutung. Meine Assistenten sind mein Duplikat. Sie bekommen alle Informationen, die meine Aura in sich trägt, die Heil- und Unterrichtsmethoden sowie das im Unterbewusstsein gespeicherte Wissen. Daher können auch sie über große Entfernungen hinweg helfen und die schwersten Krankheiten heilen.

Kapitel 8

IN DER SCHULE, IN DER SCHULE, IN DER SCHULE ...

Ein Jüngling bat einen Weisen, ihm beizubringen, wie man einen Staat regiert. Der Weise sagte: »Gerne, aber zuerst mache ich dich zum Herrscher deines Herzens. Hast du dieses Reich bewältigt, dann darfst du wiederkommen.«

Legenden und Gleichnisse

Was lehren wir in unserer Schule? *Vor allem die Erkenntnis.*

Mit dem Abschluss als Heilerin endete eine wichtige Phase in meinem Leben. Um es verständlich zu machen, erzähle ich Ihnen etwas aus meiner Geschichte.

Seit frühester Kindheit (seit ich mich erinnern kann) quälten mich zwei Fragen: Wie ist der Mensch aufgebaut, woraus besteht er, wie funktionieren die Organe? Und warum leidet der Mensch unter Krankheiten? In der Kindheit wurde das russische Buch »Doktor Aibolit« von Kornej Tschukowski zu meinem Handbuch. Meine Eltern erinnern sich immer noch, wie ich meine Sachen einpackte, um nach Afrika zu reisen, wo ich kranke Affen retten wollte. Mir blieb also nichts anderes übrig, als eine medizinische Hochschule zu absolvieren. Dort erhielt ich eine umfassende Antwort auf die Frage, wie der Mensch funktioniert, wie er erkrankt und wie man ihn heilen kann. Aber kein Professor konnte auch nur eine einzige Frage nach dem Warum beantworten. Und Fragen hatte ich viele, besonders nachdem ich meine Tätigkeit als Ärztin aufgenommen hatte.

Warum kommt es z. B. vor, dass ein Elternpaar ein gesundes Kind hat und eines mit angeborenen Behinderung? Warum werden bei gleichem Befund ein Mensch schnell wieder gesund, und der andere behindert? Warum hat einer, der heimlich mit der Taschenlampe unter der Decke liest, ein sehr gutes Sehvermögen, und warum muss der andere, der sich an alle Vorsichtsmaßnahmen hält, eine dicke Brille tragen?

An welche medizinischen Größen ich diese Fragen auch richtete, ihre Antworten ließen sich in zwei Punkten zusammenfassen: 1. Alles hängt von der Immunität ab. 2. Alle Menschen sind verschieden.

Danach wollte ich wieder fragen: Warum?

Auch nachdem ich ein umfassendes Buch über medizinische Genetik gelesen hatte, konnte ich mich nicht von dieser Frage befreien. Wie sich später herausstellte, ist der menschliche Körper nur ein Teil des Ganzen, und meine Antworten lassen sich nur dann beantworten, wenn man die weisen Gesetze des Raumes kennt.

Svetlana Peunova, vielen Dank, dass ich auf alle meine »Warum-Fragen« Antworten bekam.

Als ich bei Ihnen Heilkunde lernte, enttäuschte mich die traditionelle Medizin. Denn an Ihrer Hochschule hörte ich sieben Jahre lang: »Heile nicht die Krankheit, sondern den Kranken.« Doch in der Praxis sieht der Arzt, bis auf einige seltene Ausnahmen, nichts außer dem Organ, das er heilen will. Ich war erschüttert davon, wie umfassend die Heiler, Menschen, die keine medizinische Hochschulbildung haben, das wahre Prinzip in ihrer Tätigkeit umsetzen.

Ich möchte sehr gerne als Heilerin arbeiten und Menschen auch tatsächlich heilen.

Eine großen Dank an Sie und mein Respekt.

S. W. B.

MAN SÄT EINEN CHARAKTER UND ERNTET EINE KRANKHEIT

Wie die meisten neuen Heiler, die im Zuge des Geisterheiler-Booms Anfang der 1990er aufkamen, begann ich damit, konkrete Erkrankungen mit konkreten Methoden zu heilen, wobei ich dem Patienten die Energie meines biologischen Feldes vermittelte. Bald verstand ich aber, dass die Krankheit eine unsichtbare Ursache hat, und diese geht nicht weg, auch wenn man die Energien eines Organs vollständig wiederherstellt. Mit dem »sechsten Sinn« verstand ich, dass wenn sich ein Mensch, den ich von einer Krankheit befreit habe, nach einiger Zeit wieder an mich wendet, er sich einfach noch nicht von der Ursache befreit hat, die die Krankheit auslöst. Ich sah diese Ursache im Charakter meiner Patienten. *Also ist die Krankheit das Produkt des menschlichen Charakters.*

145

Nicht umsonst lehren die Religionen (insbesondere das Christentum), dass der Mensch für seine Sünden leidet. In der ganzen Welt wird man sich nun des psychologischen Ursprungs der Erkrankungen bewusst. Die Ärzte unterscheiden eine ganze Reihe psychosomatischer Erkrankungen. Die Heiler aber erforschen den Zusammenhang zwischen den falschen psychologischen Einstellungen bzw. Motivationen des Menschen und seinen Krankheiten. Davon schreiben in ihren Büchern Barbara Brennan («Licht-Arbeit« u. a.) und Louise Hay («Du bist dein Heiler« u. a.). In diesen Büchern fand ich die Bestätigung der Schlussfolgerungen, die ich aus meinen praktischen Erfahrungen als Heilerin gezogen hatte.

Später entwickelte ich eine effektive Methodik, mit der sich der Charakter der Hörer über eine Erweiterung ihrer Weltanschauung und eine Aufhebung der Energieblockaden schnell ändern ließ. Denn der Charakter eines Menschen ist die Art, wie die Energien seiner Aura mit den Energien des Raumes zusammenwirken. Bei wem diese Wechselwirkung harmonisch ist, der muss nicht krank werden. Wenn der Mensch aber die Welt nicht richtig wahrnimmt und sich in dieser Welt wie in einem Zerrspiegel sieht, dann fließt auch die Energie des Raumes verzerrt in die Aura ein und schädigt sie.

Oft zerstört der Mensch sein Feld von innen, indem er undurchdringliche Energieblockaden durch Stress, Angst oder Aggression entstehen lässt. Diese Blockaden kann man, wenn man hellsichtig ist, wahrnehmen. Wenn wir den Menschen davon befreien, wird die Welt für ihn viel heller, und hochfrequente Energien, die Freude und Liebe mit sich bringen, können frei in die Aura hineinströmen und sie füllen.

Daher ist die Fähigkeit, hier und jetzt glücklich zu sein, das Wichtigste, was unsere Schüler lernen. Wenn Menschen zu uns kommen, für die das Leben eine Plage ist, eine nicht zu bewältigende Arbeit, stellen sie auf einmal fest, wie schön diese Welt ist. Sie bekommen die Fähigkeit zu vergeben, zu lieben und zu vertrauen, sich auf jeden neuen Tag zu freuen.

Ich kam an die Entwicklungsakademie, um etwas zu erfah-
ren, um die anderen von außen anzuschauen, und gelangte
ganz unerwartet in eine andere, märchenhafte Welt. Nur
hat dieses Märchen mein Leben verändert, ich möchte
nicht mehr so leben wie früher. Das Ziel meines Lebens ist
es, die Gesetze des Kosmos zu verstehen. Dafür möchte
man arbeiten.

Auch mein Gesundheitszustand hat sich verbessert. Das
Armgelenk tut nicht mehr weh, der Arm ist wieder beweg-
lich. Ich kann leichter atmen, so als hätte ich Fesseln abge-
worfen. Nun verstehe ich, dass die Aggression mein Schick-
sal ruiniert, die Liebe dagegen hilft, meine Angehörigen
und mich selbst glücklicher zu machen. Ich sah die golde-
ne Aura von Svetlana Peunova und spürte die Kraft ihrer
Weisheit und Liebe. Und nun bin ich der Meinung, dass
die bessere Hälfte meines Lebens begonnen hat.

Ich danke Ihnen dafür, dass es Sie gibt.

T. A. S.

RUHE UND LIEBE

Innere Ruhe ist das Wichtigste, das wir erreichen können. Es ist die
Fähigkeit, sich nicht vom negativen Stress, vom Selbstmisstrauen
und Misstrauen gegenüber der Hoffnung auf eine bessere Zukunft
unterkriegen zu lassen. Ihren Wille, Ihre Kraft, Ihre Gedanken und
Ihre Gefühle bewusst zu lenken, das ist notwendig, doch in der Seele

muss immer Ruhe herrschen, es ist ein Raum, den das Böse nicht durchdringen kann. Schaffen Sie diesen Raum um sich herum mit Liebe – und Ihr Leben beginnt sich von Grund auf zu ändern.

> Seien Sie fähig, ein fester Felsen
> im Ozean der Lebensstürme zu sein.
> **Andernfalls sind Sie nur ein schwankender Kahn.**

Sobald Sie eine Depression, Selbstunsicherheit, Aggression oder Ärger verspüren oder sich auf eine andere Weise unwohl fühlen, können Sie sich gleich davon befreien, doch meistens wollen Sie es nicht. Sie müssen Ihr Herz aber selbst steuern können. Sie wissen sehr wohl, dass man in seinem Herzen Demut, Seligkeit, Sanftmut, Freude und Liebe entwickeln muss. Sobald dies durch eine Disharmonie persönlicher Eigenschaften gestört wird, beginnen Sie, sich selbst zu bemitleiden, es entwickelt sich ein Unwohlsein in Ihrem Herzen. Und wozu? Wann hat das schon zu positiven Ergebnissen geführt? Niemals! Wozu hüten wir in unserer Seele das Gefühl, von einem anderen gekränkt worden zu sein, warum bestehen wir auf unserem Recht, wozu bemitleiden wir uns selbst? Nur um unsere Konfrontation mit dem Raum weiter anzustauen und zu entwickeln.

Ich wandte mich an die Svetlana-Peunova-Entwicklungsakademie auf Empfehlung einer Bekannten hin. Meine Tochter war ständig krank (Scharlach, follikuläre Angina, subfebrile Temperatur, erhöhter Leukozytenspiegel und BKS). Das Kind bekam ständig Antibiotika, aber die Verbesserung blieb aus. Das Mädchen war sehr nervös und weinte aus jedem Anlass. Ich war erschöpft von den ganzen Poliklinikbesuchen. Mein depressiver Zustand erstickte die Lust am aktiven Leben. Mein Mann konnte sich keine einzige Minute zu Hause aufhalten. Er wurde aggressiv, und alles, was ich tat, ärgerte ihn.

Außerdem plagten uns ständige Misserfolge. Mein Mann fuhr regelmäßig Autos kaputt, zuerst das eigene, dann den Dienstwagen. Sobald ein Wagen fertig repariert war, war ein anderer werkstattreif.

Ich konnte ihm die Kränkungen nicht vergeben und wollte mich von ihm scheiden lassen. Aber er wollte keine Trennung. Das Leben wurde für mich einfach unerträglich. Was mich zurückhielt, war die Verantwortung für das Schicksal meiner Tochter, doch auch sie wurde unkontrollierbar. Alles brach zusammen. Ich hasste mich selbst und dachte, ich werde verrückt. Ich war am Rande der Verzweiflung. Die Akademie war meine letzte Hoffnung ...

Es stellte sich heraus, dass die Ursache aller Krankheiten unsere familiären Beziehungen sind, in die sich fremde Kräfte eingemischt hatten. Den Vorschlag, die ganze Familie heilen zu lassen, habe ich sofort angenommen. Nach dem ersten Unterricht verspürte ich eine unglaubliche Erleichterung und Gelassenheit, eine Seligkeit, als ob ich gleich fliegen könnte! Die Tochter wurde gehorsam und anschmiegsam, und auch zu Hause setzten sich allmählich unglaubliche Veränderungen ein: Alles strahlte vor Sauberkeit, man hatte Lust, jeden zu umarmen. Auch mein Mann zeigte wieder Interesse für mich, was schon lange nicht mehr der Fall gewesen war. Wir haben die ganze Situation in Ruhe besprochen und beschlossen, uns immer gegenseitig zu helfen. Heute ist auch unser eingeschlafenes Sexleben wiederhergestellt. Alles zu Hause ist so warm und lieb geworden!

Wenn ich Svetlana Peunova gedanklich um Hilfe bat, hörte meine Tochter mit ihren Launen auf, und mein Mann beruhigte sich.

*Alles wurde wieder gut, und erst jetzt begreife ich, wie
teuer für mich der Mensch ist, den ich für so egoistisch
und gleichzeitig so kläglich hielt, den ich vor kurzem noch
von mir wegstoßen wollte.*

*Ich bin Svetlana Peunova und den anderen Mitarbeitern
der Akademie sehr dankbar dafür, dass sie uns die Möglichkeit schenkten, sich nicht nur gesund, sondern auch glücklich, gut und heiter zu fühlen! Ich quelle einfach über vor
Güte und Liebe und möchte diese mit allen teilen, die ich
kenne – und auch mit denjenigen, die ich nicht kenne.*

A. I. G.

SELBSTMITLEID

Der Mensch kommt auf diese Welt, um die Wahrheit zu erkennen.
Viele sind aber nur mit sich selbst und mit ihren Problemen beschäftigt, sie haben sich vom Raum gelöst. Sie werden für sich selbst zu
ihrem Universum und unterliegen daher einem für alle Menschen äußerst vertrautem Gefühl, dem Selbstmitleid. Finden Sie in Ihrem
Herzen das Selbstmitleid. Sie kennen das: Wenn es Ihnen einmal
schlecht geht, berauschen Sie sich am Selbstmitleid und ergötzen
sich an Ihren Leiden. Es ist aber das heimtückischste aller Gefühle –
es ist ein angenehmes Gefühl, sich selbst zu bemitleiden. In der Tat
frisst Sie dieses Gefühl allerdings auf und lässt Sie ganz tief fallen.

Sie müssen der strengste Richter über sich selbst sein. Das Mitleid hilft Ihnen nicht, durch die Situation zu gehen, sondern es

saugt Sie immer tiefer in seinen Sumpf hinein. Nur das Streben nach oben und die Überwindung werden Sie aus diesem Sumpf retten können.

> Selbstmitleid ist die Annahme, dass Gott ungerecht ist. Dann sind Sie selbst also gerecht?

Man braucht sich nur selbst zu motivieren, sagen Sie sich: »Ich kann alles. Ich werde alles schaffen.« Niemand gibt Ihnen Kraft, bevor Sie sich diese nicht selbst nehmen. Ein starker Mensch bemitleidet sich niemals. Sie müssen Ihren Leiden gegenüber eine gewisse Gleichgültigkeit entwickeln und dem Wunsch, sich zu bemitleiden oder jemand anderem die Schuld zu geben, widerstehen.

Man muss sich lediglich der Welt öffnen, um Hilfe bitten und immer weiter an sich arbeiten, in sich selbst nach Ursachen suchen. Der Mensch muss lernen, dass alles, was ihm in dieser Welt widerfährt, von ihm selbst ausgeht, dass alles seine Ursache in ihm selbst hat. Und dann findet man einen Frieden in sich, der von Krankheiten und Unheil befreit.

Ich hatte zum Abschluss der zweiten Stufe an der Entwicklungsakademie viel Neues erreicht.

Geistig: Der Charakter wurde sanfter, alle scharfe Kanten in den Beziehungen zu der Familie glätteten sich. In der Seele herrscht absolute Harmonie. Man spürt einen kreativen Aufschwung, ich begann, viel zu malen und Gedichte zu schreiben. Das Wichtigste aber ist, dass ich verstanden habe, worin der Sinn des Lebens besteht, und ich möchte, dass auch andere das verstehen.

Körperlich: Ich konnte mich ohne Operation von einer Bauchhöhlenschwangerschaft befreien, alles geschah auf natürlichem Wege. Die Entzündung der Organe ging zurück. Nun empfinde ich sehr selten Schmerzen, in der Tat tut mir nichts weh.

Praktisch: Jetzt kann ich mich selbst, meine Angehörigen und Bekannten von Schmerzen befreien und eine harmonische Atmosphäre zu Hause und am Arbeitsplatz schaffen. Ich habe gemerkt, welche Kraft meine Gedanken besitzen. Wenn jemand z. B. in der U-Bahn seine Hand auf meine legt, sage ich in Gedanken, dass er die Hand wegnehmen soll, und so geschieht es auch.

Ich bin sehr froh und möchte meinen Weg zum Licht zusammen mit der Akademie weitergehen.

J. K. E.

HAST

Versuchen Sie, sich selbst zu beobachten, so, als würden Sie sich selbst von der Seite aus betrachten ... Sie sehen sich morgens, mittags, abends, Sie sehen Ihre wichtigsten Angewohnheiten, Ihre Gesten, Ihren Charakter, Ihren Gang ... Sie beobachten, wie Sie leben, womit Sie sich beschäftigen. Hauptsächlich sind Sie wahrscheinlich mit Hast, mit der Lösung kleiner, alltäglicher, laufender Probleme beschäftigt und tauchen voll und ganz dort hinein. Sie denken darüber nach, was Sie kaufen sollten, wo Sie Geld herbekommen, wie Sie sich versorgen sollen ... Was ihre Mitmenschen von Ihnen halten, was Sie von Ihren Mitmenschen bekommen.

Sehen Sie sich Ihre Gesten, Ihre Intonation an. Finden Sie Kränkungen in sich selbst. Sehen Sie auch dies: Um Sie herum stehen Ihre Verwandten und Angehörigen. Schauen Sie, welches Verhältnis Sie zu ihnen haben. Hauptsächlich erwarten Sie von ihnen, Sie verlangen von ihnen und geben ihnen nur das, was Sie selbst für nötig halten und wie Sie es selbst für nötig halten. Sie kommunizieren mit ihnen, ohne das Herz Ihrer Verwandten, Angehörigen und Freunde verstehen zu wollen, Sie sind nicht mit dem Herzen dabei. Was geben Sie ihnen, und was erwarten diese Menschen von Ihnen?

Hast und Vergesslichkeit sind unsere ständigen Begleiter. Wir machen eine Vielzahl überflüssiger Bewegungen, im Kopf schwirrt eine Reihe kleiner Gedanken, aber wir vergessen oft das Wichtigste.

Sie dürfen sich nicht von Nervosität und Gereiztheit steuern lassen. Sie müssen lernen, diese Hast, diese Last im Herzen zu überwinden.

> Oft wird unter vielen kleinen Dingen
> eine Sache begraben, und zwar die wichtigste.

Die Hast – das ist ein sehr ernstes Thema! Wenn Sie eilen, schaffen Sie nichts und machen nichts, Sie bekommen alles nur halbwegs hin. Wenn Sie etwas zeitlich nicht schaffen, müssen Sie sich stoppen, konzentrieren und alles in Ruhe, eins nach dem anderen tun. Es ist das Gleiche, wie wenn Sie auf die Bühne oder zu einer Prüfung gehen und sich selbst sagen: »Nur die Ruhe, es ist alles in Ordnung. Ich bin hier, also sind mein Kopf und mein Herz an ihrem Platz, ich kann mich beherrschen.« Das seelische Gleichgewicht stellt sich gleich wieder ein, und die zerstörende nervöse Anspannung verschwindet. Das Leben bekommt sofort eine ganz andere Färbung.

153

Schon nach dem ersten Unterricht verschwand der Schmerz in der Brust- und in der Halswirbelsäule.

Nach dem zweiten war die Osteochondrose geheilt, die akute Harnblasenentzündung ging weg, die Körpertemperatur hat sich normalisiert (ich leide unter einer Störung der Wärmeregulation), und die Kopfschmerzen sind selten geworden.

Es ist erfreulich, dass körperliche Erkrankungen zurückgehen. Aber das Glück und das Gefühl, dass einem Flügel wachsen, das mit der geistigen Wiedergeburt zusammenhängt, lässt sich kaum beschreiben und zum Ausdruck bringen!

Verblüffend ist dieser neue Zustand – seelisches Gleichgewicht und Ruhe. Man gab mir zu verstehen, dass man ohne ein ständiges Gefühl der Unruhe, ohne Gereiztheit und nervöse Spannung leben kann. In meinem Bewusstsein wird ein neues Lebensprogramm geschrieben, in dem die Gedanken darüber, dass das Leben eine schreckliche, bedrückende Last ist, die man jahrelang zu tragen hat, ohne zu verstehen, wozu, keinen Platz mehr haben. Die Kurse gaben mir neues Wissen und haben mir geholfen, mich in dieser Welt anders zu sehen und zu erkennen. Sie heben mein Bewusstsein allmählich auf ein neues Niveau. Ich habe verstanden, dass meine Seele vorher gequält genau auf diese Veränderungen gewartet hatte, und nun sind sie endlich da. Darin liegt Glück.

G. M. S.

URTEIL ODER VERURTEILUNG?

Urteile sind das, worauf unser Leben aufbaut. Wir urteilen darüber, was man darf oder nicht darf, was gut und was schlecht ist. Wir lassen uns von unseren Einstellungen leiten, ohne nachzudenken, automatisch, nach bestehenden Stereotypen. Oft verstehen wir nicht einmal, wie viel Schaden wir uns selbst und unserem Schicksal zufügen, wenn wir über jemanden oder etwas falsch urteilen. Wir glauben leicht den Worten, die unsere Mitmenschen über andere äußern und vergessen dabei, dass man nicht hinter dem Rücken anderer urteilen darf. In der Bibel heißt es: »Richtet nicht, damit ihr nicht gerichtet werdet. Denn nach welchem Recht ihr richtet, werdet ihr gerichtet werden; und mit welchem Maß ihr messt, so wird euch zugemessen werden.« (Evangelium nach Matthäus, Kapitel 7, 1-2)

Wenn wir den Menschen richten, betrachten wir ihn von oben herab, oder wir machen uns eine fremde Meinung über ihn zu eigen. Aber vielleicht ist Ihr Standpunkt viel niedriger als die Entwicklung des Menschen, den Sie beurteilen? Und Sie sind womöglich einfach nicht imstande, ihn zu verstehen, so wie ein Grundschüler einen Professor zu verstehen nicht imstande ist. Natürlich denkt jeder von uns, dass er Recht hat und seine Meinung die einzig richtige ist. Aber die Wahrscheinlichkeit, dass derjenige, den Sie beurteilen, weiser ist, ist hoch. Sie möchten sich einfach unterbewusst behaupten, Ihren Glauben daran festigen, dass Sie doch besser sind. Aber merken wir uns:

> Die Herabsetzung eines Menschen
> ist ein großer Fehler.

Viel vernünftiger ist es, in seinem Herzen gut über einen Menschen zu denken, vielleicht sogar besser, als er es verdient. Denn dann geben Sie seiner Aura positive Energien, Sie geben das Gute, und das zählt auch für Sie. Aber wenn Sie mit Ihrem Urteil die Aura eines Mitmenschen verschmutzen und schwärzen, wird der Raum Ihrer Aura (d. h. auch Ihrem Schicksal und Ihrer Gesundheit) diesen ganzen Schmutz wieder zurückgeben.

All das gilt schon bei kleinen, alltäglichen Beurteilungen. Viel stärker noch schlägt daher eine mit Zorn verbundene Verurteilung zurück.

Eine besondere Kategorie der Verurteilung sind alltägliche Gerüchte, also die Weitergabe einer Information, die Sie vorher empfangen und geglaubt haben. Für viele ist das eine seit Urzeiten beliebte Art des Zeitvertreibs. Und bevor Sie einfach in Ihrer Seele einer Verurteilung (z. B. eines gemeinsamen Bekannten) glauben und vor allem, bevor Sie diese Verurteilung weitergeben, denken Sie nach, und verzichten Sie darauf. So ist es besser für Sie.

Unsere Gedanken

An welches Leben sind wir gewöhnt? Worüber denken Sie im Laufe des Tages die meiste Zeit nach? Welche Gedanken beschäftigen Ihren Kopf, welche Gedanken schenken Sie dem Raum? Ein kleiner, alltäglicher Gedanke, der von Ängsten und unnötigen Sorgen geprägt ist, stört den Raum. Die lange Reihe dieser Gedanken, die niemand braucht und die nur für denjenigen interessant ist, der sie im Kopf hat, saust durch den Raum. Sie umwickelt Ihre Aura wie einen

Kokon und trennt Sie vom Raum – Sie sind jetzt immer noch mit sich selbst beschäftigt, mit den eigenen Problemen. Aber Sie finden in diesem Kokon zu keiner Entscheidung mehr: zu wenig Energie und Information.

Noch schädlicher ist es, wenn diese Gedanken auf jemand anderen gerichtet sind und Sie etwas von jemandem verlangen. Die Gedanken, die mit Neid, Bosheit und Kränkung erfüllt sind, schaden den Menschen, sie unterdrücken und verbrennen die Aura derjenigen, auf die sie gerichtet sind – und nach dem Gesetz des Ausgleichs auch Ihre eigene.

> Ein Gedanke ist eine Handlung,
> oft ist er die wichtigste.

Ein Gedanke kann Menschen trennen, bedrücken und zerstören. Wenn Sie einen anderen verurteilen, zerstören Sie seine Aura, Sie klemmen sein Herz ein und ruinieren seine Gesundheit, und das werden Sie vor dem Raum verantworten müssen. Denn ein Mensch, den Sie ruinieren, ist ebenfalls ein Teil des Raumes. *»Richtet nicht, damit ihr nicht gerichtet werdet.«*

Doch auch wenn Sie sich selbst verurteilen, ruinieren Sie sich selbst. Viel vernünftiger ist es, den Fehler einfach zu verstehen und zu korrigieren. Ähnlich wie ein Schüler, der es nicht schafft, eine Mathematikaufgabe beim ersten Versuch zu lösen, streichen Sie es einfach durch und beginnen von neuem. Selbstkasteiung und Selbstzweifel dürfen keinen Platz in Ihrem Leben haben. Aber die Reue, also das Schamgefühl für einen einem Menschen (und damit auch dem Raum, da jeder Mensch ein Teil davon ist) zugefügten Schaden, ist eine notwendige Voraussetzung für die Reinigung Ihrer Seele. Reue ist dabei aber keine ständige Selbstkasteiung, sondern Ihre aufrichtige Entscheidung, so etwas nie wieder zu tun.

Der Unterricht an der Svetlana-Peunova-Entwicklungsakademie half mir, mich zu verändern, mich selbst von außen zu sehen. Ich ging hierzu einen schweren Weg nach dem Versuch-und-Irrtum-Prinzip, las, dachte nach, suchte den Ausgang aus den Krisen. Freunde und Bekannte begannen, mich zu meiden, die seelische Wärme hatte sich aus den Beziehungen verflüchtigt. In der Familie lief alles schief, es gab nur Unverständnis und Konflikte ... Ich dachte, dass ich richtig handle, ohne den Menschen Böses zu wünschen. Es schien, als würden mich alle um mich herum kränken. Es stellte sich jedoch heraus, dass es meine Aggression war, die Unterdrückung des Willens meiner Mitmenschen, die die Menschen von mir abstieß. Was ich brauchte, war der Blick von außen, die Hilfe der Betreuer.

Schon seit den ersten Tagen an der Akademie (am Anfang verheimlichte ich das meinem Mann) verbesserten sich die Beziehungen in der Familie, und ich sah, wie sich mein Mann über die Veränderungen wunderte, die sich in mir vollzogen. Als er dann den Grund dieser Veränderungen erfuhr, ließ er einen großen Dank an Svetlana Peunova ausrichten.

Ich fühlte mich auch gesundheitlich besser; Kopfschmerzen, die so stark gewesen waren, dass ich mich oft krankschreiben lassen musste, verschwanden. Ärzte konnten damals keine Ursache dafür feststellen, denn es erwies sich als Auswirkung meiner negativen Charakterzüge. Eine Zyste am Gebärmutterhals verkleinerte sich ebenfalls.

An der Entwicklungsakademie bekam ich viele interessante Informationen, meine Welt bekam neue Farben, und ich lernte, dieses Leben und die Menschen auf eine neue Art zu lieben.

Ich finde, das Wesen der Methodik von Svetlana Peunova besteht darin, dass sie, im Gegensatz zu anderen Heilern, die Methoden zur äußeren Veränderung der Situation zeigen, uns beibringt, wie man sich von innen heraus verändern kann. Die Methode wirkt nicht auf die Folge, sondern auf die Ursache aller Probleme, auf unseren Charakter. Und dieser Weg ist der richtige.

T. M.

AKZEPTIEREN ODER SICH WEHREN?

An der Entwicklungsakademie lernen die Hörer, ihr Herz zu spüren, ihr Herz zu verstehen, daran zu denken, und sie lernen, sich objektiv wahrzunehmen ...

Sich den Umständen widersetzen, Schwere, Spannung, Unzufriedenheit mit dem eigenen Leben empfinden und der Wunsch, nur Schlechtes zu finden, das ist die typische Einstellung unserer Hörer zu Beginn der Ausbildung ... Die Aufmerksamkeit auf das Negative lenken, sich bei sich selbst beklagen, sich selbst bemitleiden, weil alles nicht so ist, wie man es gerne hätte, das ist typisch ... Sie wehren sich gegen das Leben, überwinden das Leben und leben die ganze Zeit in Spannung. Das Herz soll aber ruhig und weise sein, nur dann nimmt es die Welt unverzerrt wahr.

Der heutige Mensch ist auf die Last eingestellt, er geht schon davon aus, dass man sich gegen das Leben wehren muss, er rechnet mit Unzufriedenheit. Oft will man aus einer inneren Leere heraus auch immer mehr, so wie die Alte aus Puschkins Märchen vom Fischer und dem Fischlein: Was man will, bekommt man immer, aber es ist zu wenig, und man will noch mehr. Man bekommt wieder, und es ist wieder zu wenig. *Dann verliert der Mensch das Maß, er vergisst, wozu er eigentlich lebt. Er denkt, dass er lebt, um zu bekommen, zu erwerben, zu genießen.* Es ist dann nie genug, auch wenn alles gut ist.

Und wenn etwas schief geht, verlieren wir die Freude, lassen den Kopf sinken, denken, dass alles vorbei ist ...

> Wenn Sie sich über die Umstände empören,
> empören Sie sich über die Welt.
> Akzeptieren Sie sie, und Sie finden den Ausweg.

Wir verstehen nicht, dass das Leben ein Fest ist, denn die Möglichkeit, sich auf der Erde zu verkörpern, ist an sich schon ein unschätzbares Geschenk. Es liegt nur an uns, wie wir dieses Leben sehen wollen – wie eine Strafe, wie eine Arbeit oder wie ein Fest. Jedes neue Ereignis ist ein interessantes Rätsel, eine interessante Aufgabe, eine interessante Übung, die unser Schicksal uns stellt. Das Ziel ist, reiner, stärker und klüger daraus hervorzugehen.

Bewahren Sie sich Ihre Gelassenheit in jeder Situation. Es gibt nichts Auswegloses, nichts Endgültiges. Alles erschafft der Mensch sich selbst, mit seinem Bewusstsein. Daher können Sie alles Mögliche schaffen. Das Wichtigste dabei ist zu verstehen, ob es notwendig ist, ob es richtig ist, ob es uns weiterbringt oder ob es uns Freude macht. Es ist wichtig, den Sinn im eigenen Leben zu sehen.

An der Svetlana Peunova-Entwicklungsakademie werden im Unterschied zu anderen heutigen Kursen und Schulen für Energieinformatik und Heilkunst nicht einfach die Methoden zum Heilen und Energieschutz vermittelt, sie gibt dem Menschen viel mehr, nämlich die Möglichkeit, den Weg der geistigen Entwicklung zu beginnen. Dem heutigen Menschen, der von materiellen Interessen beherrscht ist und der keine Zeit und meistens keine Lust hat, auf seinen Lebensweg zurückzublicken und über seinen Platz im Leben nachzudenken, fällt es alles andere als leicht, diesen Weg selbst zu finden.

Nach einem Kurs, an dem ich teilgenommen habe, kann ich mit Sicherheit sagen, dass es mir viel gebracht hat, ich fand ein Ziel im Leben, ich lernte, das Leben trotz aller Schwierigkeiten zu lieben und zu schätzen. Vor der Akademie dachte ich viel über den Sinn des Lebens nach, über meinen Platz in diesem Leben, aber ich konnte auf diese Frage trotzdem keine Antwort finden. Wenn man es bildlich ausdrückt, befand ich mich in einer geistigen Sackgasse und fand keinen Ausweg daraus. Mir ging es sehr schlecht. Es schien, als würde ein Stein auf meiner Seele lasten, ich war ständig von unbewusster Schwermut gequält und hatte auf nichts Lust. Ich verstand andere Menschen und ihre Interessen in diesem Leben nicht und hatte den Eindruck, dass auch mich keiner versteht. Dieses Gefühl der Leere belastete mich, und ich zog mich immer weiter in mich zurück. Damals habe ich erstmals um etwas gebeten, und das Gebet rettete mich. Darin fand ich seelische Beruhigung.

Den Zusammenhang zwischen dem körperlichen und geistigen Leben und das Wissen, wozu genau wir auf diese Welt kommen, hatte ich aber noch nicht. Ich hatte sogar den sündigen Gedanken, dass es besser wäre, wenn ich gar nicht geboren worden wäre, denn ich sei wohl zu nichts nütze.

Es ist wie ein Wunder, aber nach dem Kursabschluss hat sich meine Einstellung zum Leben, zu mir selbst und zu meinem Platz in diesem Leben verändert, obwohl ich nicht zu den Menschen gehöre, die ihre Ansichten leicht ändern.

161

Nun scheint mir alles im Leben harmonisch und gerecht, jeder Tag bringt Freude, die Angst vor dem Leben, vor Problemen hat sich verflüchtigt. Nach jeder Vorlesung empfindet man eine tiefe Zufriedenheit, die Seele scheint vor Liebe und Freude überzuquellen, und man will es mit jemandem teilen, man möchte etwas Gutes tun. Ich glaube, ich bin ein anderer Mensch geworden.

Natürlich muss ich noch sehr, sehr viel an mir arbeiten. Die Hauptsache ist aber, dass man uns den Weg zeigte und mir beigebracht hat, wie man diesen Weg geht.

In den Unterrichtsstunden wird die Intuition verstärkt und wiederhergestellt, die jedem hilft, seinen Lebensweg, dessen Ziel die geistige Vollkommenheit ist, würdig zu gehen.

P.

VERZWEIFLUNG

Schaut man in das Herz eines Passanten, findet man dort fast immer die Last des Lebens, Müdigkeit, Depression und Schwermut. Er hat alles satt. Wie lange kann man denn dieses vermeintlich schwere Leben aushalten und es hinter sich herschleppen, wie ein Pferd einen schwer beladenen Wagen zieht?

Flüchtige oder lang andauernde Verzweiflung ist in unseren Herzen ein häufiger Gast. Und wir vergessen vollkommen, dass Verzweiflung in allen Religionen eine Sünde ist, denn jedes starke negative Gefühl ist eine freiwillige Weggabe der Lebensenergie. Verzweiflung ist ein starker Schlag gegen ein Ereignis, auf das Sie so lange warteten; Sie haben die Hoffnung darauf schließlich aufgegeben. Sie schufen dieses Ereignis mit seelischer Arbeit, mit Bestrebung, mit Ausdauer. Das Ereignis wurde beinahe greifbar, es näherte sich fast Ihrem Leben, doch der starke Wunsch, sich für eine so schwere Arbeit zu bemitleiden und die Erbitterung darüber, dass sich das Warten auf dieses Ereignis so lange hinzieht, rufen in Ihrer Seele plötzlich einen vollständigen Verzicht darauf hervor. Sie glauben, auf diese Weise die lang ersehnte Erholung und seelische Ruhe zu erlangen, aber das ist nur Selbstbetrug.

Vielleicht wartete die Lösung Ihres Problems bereits um die Ecke auf Sie, aber Sie selbst verzichteten darauf ... Depression, Verzweiflung und Zorn sind durch keine Lebensumstände zu rechtfertigen. Der Depression darf man sich nicht hingeben. Wir wissen das, aber wer denkt schon daran, wenn sich eine große Last auf das Herz legt?

> Verzweiflung ist die Zerstörung dessen,
> an dem so lange gebaut wurde.

Menschen versuchen häufig, ihren Schmerz zu betäuben – sie trinken, rauchen und lenken sich ab ... Doch nichts heilt die »Herzkrankheit«, man versucht sich nur von der Last des Lebens abzulenken. Um dieses Problem aber zu lösen, muss man vom Leben Abstand nehmen und sich auf das Herz konzentrieren. Man muss es mit dem aufmerksamen inneren Blick genau betrachten und es bewusst in Ordnung bringen.

Jeder Mensch kommt ins Leben, um zu lernen. Das Leben ist eine schwere Schule, an der wir lernen, an uns selbst zu arbeiten. Nur die Kraft der Liebe, der ständigen Liebe zu der Welt und zu sich selbst, die Kraft der ständigen Ruhe im Herzen kann die Verzweiflung besiegen und die Depression auflösen.

Die Kraft der Liebe ist groß. Jeden Menschen in Not kann man mit Liebe trösten. Die Liebe ist ein Glück, sie ist die lebensspendende Luft für das Herz, Lebenswasser, ein heilender Balsam, in dem man Verzweiflung, Schwermut und Bedrückung auflösen kann. Die Bedrücktheit ist eine Passivität, ein Verzicht auf die Rolle des Schöpfers, die Sie auch ausfüllen sollten. Trägheit und Gleichgültigkeit sind die gefährlichsten Gefühle. Gleichgültigkeit ist ein absoluter Abbruch der Entwicklung, ein absoluter Stillstand. Aber nur in Bewegung kann man einem Menschen helfen.

Erlauben Sie sich, stark zu sein. Der Stress, ob heute oder morgen, ist, gemessen an der Ewigkeit, an der Weisheit der Weltschöpfung, unbedeutend. All das ist vergänglich. Ewig ist nur die Seele, und diese soll sich in Seligkeit und Ruhe befinden, um die Weisheit des Raumes aufzunehmen, um stark zu sein. Halten Sie sich nicht für verletzlich, gekränkt, klein und überflüssig. Fühlen Sie sich riesig und stark. Denn Ihr Geist hat so viel Kraft, wie Sie sich selbst erlauben.

Mir ging es sehr schlecht. Noch vor zwei Monaten befand ich mich in einer tiefen Depression und malte mir meinen Selbstmord aus, ich dachte, dass mein Tod ein Ausweg aus der bestehenden Situation wäre. Verzweifelt bat ich einmal Gott: »Gott, hilf mir! Zeige mir den Weg, den ich gehen soll! Rette mich!« Und ich erinnerte mich daran, wie ich in der Zeitung einmal von der Svetlana-Peunova-Entwicklungsakademie gelesen hatte. Damals habe ich es einfach gelesen und der Sache keine Beachtung geschenkt, aber dieses Mal fand ich die Telefonnummer, rief an und fuhr hin.

Es fällt mir schwer, eindeutig zu beschreiben, was mir die Akademie gebracht hat. Ich finde keine Worte, die meinen Zustand genau beschreiben könnten. Ich bin glücklich! Als wäre etwas von meinen Augen, von meiner Seele, von meinen Schultern gefallen. Ich bin sehr reich geworden.

Und kein materielles Gut kann sich mit meinen Schätzen messen. Ich erlebte, was Ruhe ist, ich fand in meiner Seele den Sinn des Lebens, fand Freunde. Obwohl ich in meinen 32 Jahren viel sündigte, ein grässliches Leben führte, meine eigene Seele und andere Seelen ruinierte, weiß ich, dass mir vergeben wurde, man reichte mir die Hand und nahm mich auf einen schönen Weg mit – wenn das kein Wunder ist! Dieses Wunder ist der Glaube an die Liebe.

Nun kann ich nicht nur mir selbst helfen, sondern auch anderen Menschen. Das ist ein Glück! Sobald ich mich zu verändern begann, begannen sich gleich alle um mich herum zu verändern.

In meiner Familie gab es früher nur Probleme, nun ist mein Mann freundlicher geworden, er lächelt öfter und sagte mir, dass ich mich verändert habe. Auch meine Tochter ist anders geworden. Einmal kam sie mit mir zusammen an die Akademie, saß eine Weile da, schaute zu und sagte dann zu mir: »Mama, weißt du, das ist so toll! Ich erwische mich dabei, dass ich einfach so lächele.«

Ich sehe, dass wir noch viel Heiteres und Gutes vor uns haben.

J. B.

Auf sich selbst verzichten – die Welt gewinnen

Worin liegt die Kraft des Menschen? In seiner Vereinigung mit dem Raum. Der Sinn des Lebens liegt in der Entwicklung des Geistes, in der Harmonie mit der Welt. Wenn wir uns dies bewusst machen, befreien wir uns von Krankheiten und von Unheil, wir verleihen dann jedem Augenblick Sinn und finden unser Glück ...

Sie sind im gesamten Raum sichtbar und hörbar. Sie tragen absolute Verantwortung für Ihre Taten und Handlungen. Viele Menschen kümmern sich nur um das eigene materielle Wohl mehr, statt darum, den Gesetzen des Kosmos und den Energien des Raumes zu entsprechen. Menschen sind oftmals nur um ihre kleine sichtbare Welt besorgt, wodurch sie *nur sich selbst* berauben und *sich selbst* vom Energieaustausch mit dem Raum ausnehmen und *nur sich selbst* schaden.

Schauen Sie sich selbstkritisch an, wozu Sie leben. Nur die wenigsten können in ihrem Herzen Glauben und Streben nach dem Geist finden und verstehen, dass *der Sinn des Lebens nur der Geist ist – nicht der Geldbeutel, nicht die gesellschaftliche Stellung.* Wenn Sie Ihrer Seele entgegenkommen, kommt naturgemäß viel Gutes in Ihr Leben. Schauen Sie ehrlich in Ihr Herz, und fragen Sie sich: Wo gehen Sie hin, wozu gehen Sie dorthin, was möchten Sie?

Beispielsweise möchten Sie Ihre Fähigkeiten entwickeln. Wozu? Möchten Sie Ihr inneres Potenzial entdecken, um es ausschließlich für sich zu nutzen oder um den Menschen näherzustehen und für die Welt nützlicher zu sein? Man kann sich selbst oder die Menschen betrügen, aber niemals den Raum.

Den Sinn des Lebens verstehen – das ist wohl das Wichtigste, was ich erlangt habe. Wofür einige Menschen Jahre und sogar ihr ganzes Leben brauchen, das eröffnete sich mir in zwei Monaten. Nun ist für mich alles anders: Die Sonne scheint heller, die Mitmenschen sind freundlicher. Meine Augen sehen jetzt übrigens absolut alles. Und ich denke nicht mehr daran, dass man mich vor zwei Monaten, als ich an die Akademie kam, an den Armen geführt hat, weil sich mein Sehvermögen auf -8 Dioptrien verschlechtert hatte und die Ärzte nichts dagegen hatten tun konnten.

Ich bin Svetlana Peunova und allen Heilern herzlich dankbar für ihre Hilfe.

J. W. K.

SELBSTGENÜGSAMKEIT

Es fehlt Ihnen das Gefühl der Geborgenheit und der Selbstgenügsamkeit, das Gefühl, dass Sie alles haben, was zum Glück notwendig ist und dass man schon heute glücklich sein kann, ohne auf das Morgen oder etwas Neues im Leben zu warten? Die Hörer unserer Akademie lernen, hier und jetzt glücklich zu sein. Das ist sehr wohl möglich. Alles hängt nur von Ihrem selbstständigen Denken und Ihrer Wahrnehmung der Welt ab.

Der Regen weint und flüstert,
schläfrig gießt er die ganze Nacht,

unermüdlich.
Ich will ihn nicht beruhigen,
ich muss ihn nur begreifen.
Treibe ich den Schlüssel auf
zum zauberhaftesten Wunder,
dann gelang' ich auf ewig dahin,
wo die Trauer machtlos ist.

Jeder Mensch möchte in eine Welt kommen, wo es kein Leiden gibt. Gleichzeitig weiß jeder Mensch, dass dies eine Täuschung ist.

Das Leiden ist oftmals unsere Lebensschule. Nichtsdestotrotz muss es sich mit Momenten der Ruhe, des Glücks und der Freude abwechseln. Wenn Sie glücklich sein möchten, seien Sie es. Viele Menschen haben es sogar geschafft, während des Krieges glücklich zu sein. Man muss menschliche Werte und Freude an jedem Tag, in jeder Minute finden. Das ist eine Fähigkeit, die man sich aneignen kann – und sollte.

> Wenn Sie die Welt akzeptieren,
> akzeptiert Sie die Welt.

Die Weisen nehmen das Leben so, wie es ist, sie wollen nicht gezielt sich selbst glücklich machen, sie verstehen einfach das Leben und bewundern jeden Augenblick. Sie bewundern alle Menschen, gute und schlechte Taten, so wie die Sonne alles bewundert. Es gibt ein schönes Gleichnis hierzu:

Eines Nachts hatte ich einen Traum: Ich ging am Meer entlang mit meinem Herrn. Vor dem dunklen Nachthimmel erstrahlten, Streiflichtern gleich, Bilder aus meinem Leben.

Und jedesmal sah ich zwei Fußspuren im Sand, meine eigenen und die meines Herrn.

Als das letzte Bild an meinen Augen vorübergezogen war, blickte ich zurück. Ich erschrak, als ich entdeckte, dass an vielen Stellen meines Lebensweges nur eine Spur zu sehen war. Und das waren gerade die schwersten Zeiten meines Lebens.

Besorgt fragte ich den Herrn: »Herr, als ich anfing, dir nachzufolgen, da hast du mir versprochen, auf allen Wegen bei mir zu sein. Aber jetzt entdecke ich, dass in den schwersten Zeiten meines Lebens nur eine Spur im Sand zu sehen ist. Warum hast du mich allein gelassen, als ich dich am meisten brauchte?«

Da antwortete er: »Mein liebes Kind, ich liebe dich und werde dich nie allein lassen, erst recht nicht in Nöten und Schwierigkeiten. Dort, wo du nur eine Spur gesehen hast, da habe ich dich getragen.«

Der Raum liebt jeden, und jeder Mensch kann in jedem Augenblick seines Lebens auf die Vergebung, auf Nachsicht, auf Hilfe, auf Liebe, auf die Veränderung seines Lebens bauen und damit rechnen. Ein fernöstlicher Weiser sagte, dass jeder Mensch im Laufe des Tages mindestens zwölf Möglichkeiten hat, sein Leben zu verändern. Nutzen wir diese Möglichkeiten, und danken wir dem Leben dafür, dass es uns diese gibt.

Autogenes Training 10

MAN MUSS FREUDE AN JEDEM TAG FINDEN

Ihren natürlichen Zustand haben Sie erreicht, wenn alles, was Sie ansehen, Ihnen Freude bringt. Sie blicken einen Menschen an, ob klein, groß oder alt, einen beliebigen Menschen und sagen: »Er ist so nett, so interessant, er hat so viel Menschliches.« Alle Menschen sind auf ihre eigene Art interessant.

Wir sehen uns ein Bäumchen an, ein kleines, verkümmertes, armes Bäumchen – und haben Mitleid mit ihm. Wir schauen uns einen großen, schönen Baum an – und bewundern ihn. Wir schauen uns die schmutzigen Autos an – haben Mitleid mit ihnen und bewundern sie, wir schauen uns die sauberen Autos an – und bewundern sie. Alles ist gut.

Es ist ein riesiges Glück, weil die Welt Sie braucht, weil Sie ein Teil der Welt sind. Sagen Sie jetzt: »Der Welt soll es gut gehen!«, geben Sie das, was Sie bekommen haben, der ganzen Welt zurück, und Ihr Kanal der Vereinigung mit der Welt wird noch stärker.

Je mehr Sie den Menschen aus Ihrem Herz geben, desto mehr Liebe kommt in Ihr Herz. Das ist ein Gesetz der Natur. Lieben Sie die Welt, Ihre Stadt, Ihr Zimmer, Ihren Planeten. Bewundern Sie alles, was komisch, schmutzig und klein ist – bewundern Sie es, und unter Ihrem Blick wird alles aufblühen, harmonisch, heiter und sauber werden. Lieben Sie sich selbst und Sie werden besser. Lieben Sie Ihre Verwandten – und sie werden besser. Lieben Sie Ihre Stadt – und auch sie wird besser.

Bewundern Sie, gehen Sie durch die Welt und freuen Sie sich – Ihre Energie wird alles prägen, was Sie sehen. Das ist eine wunderbare, zauberhafte Energie der Liebe, die, wie im Märchen, das Böse in das Gute umwandelt.

Wir lieben unser Land, lassen Sie gedanklich einen liebevollen Blick durch dieses Land gleiten. Wie krank oder ruiniert es auch sein mag, lieben Sie es, wünschen Sie dem Land Vernunft, Reinigung und Glauben.

Ein Volk ist sehr stark und kann schnell bauen, wenn alle anpacken, es soll sich nur bewusst machen, was gebaut werden soll. Lieben Sie Ihren Planeten. Wir alle sind Kinder der Erde, wir sind alle gleich und miteinander verwandt.

Sehr schnell kehren wir mit großer Freude zu unserer inneren Welt zurück, zum Herzen, zu uns selbst, und wir verspüren eine innere Seligkeit. Das ist der natürliche Zustand des Menschen.

Wenn Sie ganz mit dem Raum verschmelzen, fließt durch Sie die Energie der Seligkeit, und Sie lassen diese frei durch sich fließen. Gott ist Liebe. Liebe ist Energie. Wenn Sie diese Energie mit freiem und offenem Herz empfangen, dann verschmelzen Sie mit der gesamten Weltschöpfung, werden ein Teil davon und realisieren Ihr wahres Wesen.

Das kann man nicht mit Worten erklären, das kann man nur mit dem Herzen spüren: Eine unglaubliche Seligkeit des Lebens. Die Existenz im Raum ist eine riesige Gabe, ein Geschenk des Lebens. Wie schwierig und schwer es auch sein mag, wir müssen für unser Leben, wie es auch sein mag, dankbar sein. Ich bin, und das ist genug. ICH BIN, alles andere ergibt sich.

Eine absolute Ruhe tief im Herzen ist das leidenschaftslose Leben, das in Gebeten gepriesen wird. Ohne Leidenschaften ist das Herz ruhig und spürt die Erhabenheit des Raumes, des Kosmos'.

Das ist ein erhabenes Gesetz, das ist Liebe, eine bedingungslose Liebe zu allem Lebendigen, zum Planeten, zum Raum, zu jedem Steinchen auf dem Planeten, zu jeder Ameise auf dem Planeten, einfach, weil es Sie gibt und weil es die Welt gibt, weil alles gerecht ist, und all das ist in jedem Zustand des Lebens schön, jede Minute ist schön. Sie existiert unabhängig von Ihnen. Auch die Liebe und der Raum existieren unabhängig von Ihnen, daher ist es besser, immer in Freude zu sein, dann kommt die Hilfe des Raumes zu Ihnen.

Die Welt ist riesig, schön und unabhängig von Ihnen, aber wenn Sie diese Welt in Ihr Herz aufnehmen, bekommen Sie ihre ganze Kraft, Schönheit und Harmonie. Versuchen Sie jetzt einmal, in Ihrem Herzen die ganze Welt, den Raum zu sehen.

Warum sieht man beim Einkaufen, auf der Straße, in den öffentlichen Verkehrsmitteln so selten jemanden lächeln? Viele sind besorgt und runzeln die Stirn. Doch jetzt sehen wir einmal die Kehrseite des Lebens. Das Leben ist doch so kurz, und man muss versuchen, daraus ein Fest zu machen, kein künstliches Fest, sondern ein ruhiges, reines, harmonisches Fest, damit dieses Leben, ein kleiner Augenblick im Leben des Kosmos, eine Perle in der Schatztruhe Ihrer Seele ist. Das ganze Leben ist heiter, das ganze Leben ist festlich – schenken Sie dieses Fest Ihren Mitmenschen.

AUßERGEWÖHNLICHES AN UNS

Schwerpunktmäßig beschäftigt sich die Akademie mit der Entwicklung innerer geistiger Kräfte und der Entwicklung der Fähigkeiten unserer Hörer. Wir verbessern die Fähigkeit, eigene Gedanken und Gefühle zu kontrollieren und entwickeln die Kraft des Gedankens bei unseren Schülern. Im eigenen Leben erfahren sie, wie stark ein menschlicher Gedanke ist.

Ich erlernte niemals die Gebärdensprache und habe mich auch nie dafür interessiert. Einmal wandte sich an einer Haltestelle eine taubstumme Frau an mich und fragte, ob sie mit dem Bus, der gerade gekommen war, zu einem bestimmten Ort kommt. Ich habe ihr ganz normal geantwortet, und erst später wurde mir klar, dass wir miteinander ohne Worte kommunizierten. Dergleichen hatte ich bis dahin noch nie erlebt. T. T.

Einmal wollte ich mir eine Zeitung kaufen. Darauf stand der Preis: acht Rubel. Ich nahm zehn Rubel in die Hand, gab sie dem Verkäufer und dachte dabei daran, dass ich die frühere Ausgabe der gleichen Zeitung an einer anderen Stelle für sechs Rubel gekauft hatte. Der Verkäufer gab mir die Zeitung und vier Rubel zurück.

Eines anderen Tages brachte ich in der Früh meine Tochter zum Bus und ging nach Hause durch einen kleinen Park. Dort blühte so schön der Flieder. Ich verspürte den Wunsch, dass diese wunderschönen, duftenden Blüten auch bei uns zu Hause stehen sollten. Ich hatte eine wunderbare Laune. Ich ging nach Hause, widmete mich dem Haushalt und erinnerte mich nicht mehr an den Flieder. Aber am Abend kam dann mein Mann mit einem Strauß Chrysanthemen und einem bezaubernden Fliederzweig nach Hause.

An einem anderen Tag kam ich in einen Laden, suchte mir ein Garn aus, ging dann zum Verkäufer und sagte: »Schreiben Sie mir bitte einen Kassenzettel für drei Garnrollen.« Dabei stand ich vor ihm und dachte: »Drei sind eigentlich zu wenig, ich brauche vier.« Gleichzeitig sah ich den Verkäufer einen Kassenzettel für vier Rollen ausstellen.

L. S.

Autogenes Training 11

WIR VERBESSERN DIE FÄHIGKEIT, DIE EIGENEN GEDANKEN ZU KONTROLLIEREN

Die ständige Kontrolle der eigenen Gedanken und Gefühle ist das Ziel aller echten Yogis, das orthodoxer Mönche und erleuchteter Menschen aus anderen Religionen und Kulturen. Wie kann es aber ein gewöhnlicher irdischer Mensch erreichen, trotz aller gesellschaftlichen Katastrophen und Probleme in seinem Privatleben?

Versuchen Sie am Ende des Tages, diesen mit den von Ihnen erlernten Lebensregeln und Raumgesetzen zu analysieren. Denn der Tag ist bereits vergangen, und Sie sind nicht mehr die Hauptfigur, vielmehr nehmen Sie den Standpunkt des unvoreingenommenen Zuschauers an. Erinnern Sie sich nicht nur an Worte, an Taten und an Ihre Handlungen, sondern auch an Ihre Gedanken und Gefühle, die Sie dabei hatten. Sie werden verstehen, wie sehr Sie sich selbst, Ihre Seele und Ihr Herz mit negativen, schroffen, unfairen Gedanken und Gefühlen schaden. Sie werden dann verstehen, dass es besser ist, beim nächsten Mal darauf zu verzichten. Und so werden Sie sich Ihr Leben jeden Abend durchsehen.

Allmählich beginnen Sie, Ihr Verhalten fast sofort zu analysieren, wenn der Impuls der Handlung vorbei ist, und noch etwas später, wenn Sie in Ihrer Selbstbeobachtung und Analyse nicht stehen bleiben, beginnen Sie gleichzeitig zu denken, zu fühlen und sich selbst dabei von außen zu analysieren. Sie werden Hauptfigur, Zuschauer und Ihr strengster Richter in einer Person.

Kapitel 9

DAS LAND DER LIEBE –
EIN ERHABENES LAND ...

Tod und Zeit herrschen fast über alles,
nenn sie aber nicht die Herrscher des Alls.
Sie verschwinden im Dunkel, sich drehend,
nur die Sonne der Liebe ist stillstehend.

Wladimir Solowjow

«Gott ist Liebe» – das ist die Wahrheit. Diese Liebe kommt ins Herz und bringt eine riesige Freude, ein riesiges Glück. Sie möchten lächeln, und Sie spüren, dass Sie trotz allem glücklich sind. Alle kleinen Probleme des Lebens sind unwichtig, nur Glück und Liebe bleiben.

> **Wenn Sie lieben, dann ist**
> **die ganze Kraft der Welt mit Ihnen.**

Sie lieben. Und Sie brauchen keine Gegenliebe. Es reicht Ihnen, dass Sie lieben. Dies ist das größte Glück. Der Raum braucht nicht von Ihnen geliebt zu werden, er liebt Sie einfach so. Es ist in Ihrem Interesse, den Raum zu lieben, aber ihm genügt es, dass es Sie gibt. Dem Raum reicht es, wenn Sie mit ihm kommunizieren und dass seine Kraft zu Ihnen kommt, dass Sie ihn angesprochen, ihn gespürt, verstanden und um Hilfe gebeten haben.

»Ein neues Gebot gebe ich euch: Liebet einander!« Wer von Ihnen liebt nicht nur die Auserwählten, sondern jeden? Und wir erinnern uns an ein weiteres Gebot: *»Lieben Sie Ihren Feind.«* Reagieren Sie nicht auf negative Regungen Ihres Feindes, all seine Gefühle, der Ärger, Zorn, Neid – antworten Sie nicht mit dem gleichen Gefühl. In Ihrem Herzen darf nur Liebe sein, schicken Sie ihm diese Liebe und sagen Sie: *»Aber ich liebe dich«.* Er ist auch ein Mensch, selbst wenn Sie im Konflikt miteinander stehen, auch wenn man Sie hasst und kränkt, selbst wenn man Sie zu töten versucht, Ihr Feind ist trotzdem ein Mensch – und so wie jeder Mensch göttlich.

Gott ist Liebe. Negative Gefühle richten sich gegen die Welt. Liebe ist uneigennütziges, unentgeltliches Geben, ohne eine Entschädigung für die Kräfte, für die Energie, für die Gefühle zu erwarten. Dieses Geben bringt Ihnen riesige Freude. Auch der Raum gibt, er gibt seinen lieben Kindern und freut sich, wenn die Körner seiner Liebe und Weisheit Früchte bringen: Der Mensch nimmt auf, macht sie sich zu eigen, erkennt, wächst geistig und gibt es weiter an den nächsten Menschen. Liebe ist die Freude am Geben, Freude daran, die eigene Liebe an das Herz eines anderen Menschen weiterzugeben. Man freut sich, wenn man sieht, wie sich die Herzen um uns herum entzünden, wie die Welt um uns herum erstrahlt. Egoismus heißt, Energien des Raumes an sich zu ziehen. »Ich als Einziger brauche Anerkennung, ich als Einziger brauche Entschädigung für meine Energie und ich brauche eine besondere Stellung unter den Menschen.« Das ist Egoismus, man verlangt damit ein bestimmtes Verhalten sich selbst gegenüber.

Leben Sie lieber einfach, lieben Sie einfach, und alles andere ergibt sich. Lösen Sie die übertriebene Eigenliebe mit Ihrer Liebe auf.

Die Sonne leuchtet für alle, sie liebt alle, Sie sind mit allen verwandt. In den höchsten Schichten des Raumes verschmelzen wir auch alle wieder miteinander.

Die härtesten und die schwersten Energieverseuchungen werden durch Liebe aufgelöst: Lieben Sie, bewundern Sie. »Deshalb sage ich dir: Ihre vielen Sünden sind vergeben, denn sie hat viel Liebe gezeigt; wem aber wenig vergeben wird, der liebt wenig.« (Evangelium nach Lukas, Kap. 7, 47)

Wenn die feindlichen Energien wirken, beginnt der Mensch, sich unangemessen zu verhalten, er wird nervös, beginnt zu schreien und ärgert sich, und man möchte ihn nicht lieben. Erinnern Sie sich aber an das Märchen »Die feuerrote Blume« von Sergei Aksakow: Nur durch einen Kuss konnte das schreckliche Ungeheuer sein wahres menschliches Antlitz wieder erlangen. Erinnern Sie sich auch an das Märchen »Die Schneekönigin«: Kai war kalt wie Eis, und nur ein Kuss konnte den bösen Zauber zum Schmelzen bringen. Genauso Puschkins »Märchen von der toten Prinzessin und den sieben Recken« ... Es gibt unzählige weise Märchen dieser Art. Der Kuss ist ein Symbol der Liebe, und der Zauber ist das Symbol für die magische Einwirkung. Umarmen und küssen Sie sogar Ihren grausamsten, verärgertsten Bekannten, und er wird sich wie im Märchen in einen hübschen Jüngling verwandeln, freundlich und glücklich. Bewundern Sie jeden Ihrer Angehörigen und Bekannten, und lieben Sie alles an ihnen, ohne Ausnahme.

Der Mensch spürt Liebe und schätzt Liebe. Das Einzige, wozu er auf diese Welt gekommen ist, ist lieben zu lernen. Liebe empfangen, das ist das größte Glück im Leben. Schenken Sie es Ihren Angehörigen, und sagen Sie: »Ich liebe dich trotz allem.« Alles wird vergessen, alles vergeht, aber die Liebe bleibt.

Wir zerstören oft die Harmonie des Raumes von früh bis spät, unser ganzes Leben lang. Sehr selten befinden wir uns in Ruhe, Liebe, Eintracht. Die Liebe fehlt so sehr, und dabei ist lieben so einfach!

Liebe ist stärker als die tiefste Finsternis,
wir hörten das aus den Märchen.
Als Kinder glaubten wir dran,
haben es aber vergessen dann.
So denkt doch, Freunde, Tag und Nacht,
was unser Herz immer sprach:
»Wenn du das Wörtchen ›Ich‹ vergisst,
dann kommt's, dass das ›Wir‹ stärker ist!«

Der Mensch in unserer Gesellschaft ist an einen Mangel an Aufmerksamkeit in seinem Leben gewöhnt. Schenken Sie ihm diese Aufmerksamkeit, jedoch nur da, wo sie Nahrung für geistiges Wachstum, zum Nachdenken und zur Selbstanalyse liefern kann. Wie selten empfinden wir Liebe zu Fremden, wie selten schenken wir die Liebe selbst! Liebesmangel aber führt zu Unheil aller Art, zu Scheidungen, zu Drogen- und Alkoholabhängigkeit.

Der Mensch wütet, er zerbricht das Geschirr und ist unglücklich. Verzweifelt versucht er, die Aufmerksamkeit auf sich zu lenken, er denkt: »So sehen Sie wenigstens, dass ich einsam bin und einfach nicht weiß, wie es weitergehen soll.« Wir fühlen uns aber beleidigt, möchten uns von ihm scheiden lassen und ihn verlassen, weil wir ihn nicht verstehen und unsere Ruhe haben wollen.

Unsere Hörer lernen zu schenken, wenn Aufmerksamkeit fehlt – schenken wir diese Aufmerksamkeit, wenn Bewunderung und Behauptung fehlen – bewundern wir, loben wir in aller Ehrlichkeit. Und jeder Mensch wird es schätzen und Ihre Gemeinschaft suchen, so wie ein hungriger Hund, dem Sie ein Stück Brot geben, es schätzen und Ihre Nähe suchen wird. Viele Menschen sind heute geistig arm, sie sind hungrig. Sparen Sie daher nicht mit der Liebe, geben Sie, und Sie bekommen ein Zehnfaches zurück.

Geben sollte man aber nicht, um zu bekommen. Die Zufriedenheit, dass Sie gegeben, dass Sie jemandem die Hand gereicht haben und dass dieser Mensch vor Freude strahlt, muss vielmehr Ihr

Beweggrund sein und zum Bedürfnis Ihrer Seele werden. Denn in materieller Hinsicht kann man einen Menschen nie glücklich machen, es ist immer zu wenig, aber was den Geist anbelangt, so geht das ganz einfach.

Wie viel Sie den Menschen geben, so viel gibt Ihnen auch der Raum zurück. Es ist immer ein harmonischer Energieaustausch. Außerdem gilt: Geistigen Reichtum kann man nicht stehlen, er bleibt für dieses Leben und für alle späteren Leben bestehen. Sobald Sie gelernt haben zu lieben, beginnt Ihre Aura mit einer ungeheuren Geschwindigkeit zu wachsen, ihre Frequenz zu erhöhen und Ihre Kräfte werden um ein Hundertfaches zunehmen. *Liebe ist Kraft, sie steht über allen übrigen Kräften der Erde.*

Man muss sich in dieser Welt finden und darf ihr nie für etwas die Schuld geben, man sollte das Leben auch nicht als Last empfinden, denn jedes Leben kann man lieben. Sie sind sogar dazu verpflichtet, jede Situation zu lieben, denn Sie selbst haben diese für sich geschaffen, es ist Ihre Lektion. Lieben Sie alles, was Sie belastet.

Rufen Sie sich alles, was Sie früher für ein Unglück oder eine Last hielten, ins Gedächtnis, und sagen Sie zu sich selbst voller Sicherheit: »Ich liebe alles, was es in meinem Leben gibt. Ich gebe die Liebe von ganzem Herzen dorthin, wo es so sehr daran mangelte, wo ich sie dem Raum mit meiner Herzenslast und Unzufriedenheit entzog. Nun gebe ich die Liebe an diese Räume, ich harmonisiere mein Leben, ich stelle die Integrität und Harmonie meines Lebens wieder her. Ich mache wieder gut, was ich aus Unwissen und Unvernunft zerstört habe.«

Darin liegt der Sinn der Reue. Man kann den zerstörten Raum des eigenen Lebens, des Lebens eines anderen Menschen wieder korrigieren, wieder zurechtflicken, glätten und sogar in eine Zauberblume verwandeln - so wie ein Ungeheuer sich mit einem Kuss in einen schönen Jüngling verwandeln lässt ... Darin liegt der Sinn der Liebe. Die Liebe verändert die Welt, und nur Schönheit und Liebe werden die Welt verändern. Die Welt ist definitiv wandelbar, und mit ihr ändern sich die Menschen, die mit allem um sich herum unzufrieden sind. Wir lieben einfach, weil wir leben, denn das Leben ist ein Geschenk! Man muss es schätzen, man muss die Welt schätzen, und man muss das eigene Leben sowie sich selbst in dieser Welt schätzen.

Gott ist Liebe, und die Welt ist Liebe. Diesem Gesetz müssen Sie entsprechen. Die Liebe muss Sie durchdringen und über Sie zu den Menschen gelangen, zu allen Menschen, ob Feind oder Freund, Nachbar, Chef oder Busfahrer. Wir lieben alle. Sobald Sie die Liebe Ihrer ganzen Umgebung schenken, bekommen Sie das Zehn- oder das Hundertfache dieser Liebe zurück. Der sicherste Schutz gegen Kränkungen sind Gelassenheit und Liebe. Bei Beleidigungen werden Sie nicht einmal mit der Wimper zucken, wenn Sie wirklich gelassen und voller Liebe sind, denn sie erreichen Sie nicht, weil Sie unter dem Schutz der Liebe stehen. Tief empfundene Liebe ist das Einzige, das Sie vor der Derbheit der Welt schützen kann – man muss einfach lieben, trotz allem.

Dieser Zustand, wenn Sie alles mit Liebe betrachten, muss zu Ihrem gewohnten, zu Ihrem natürlichen Zustand werden. Alles, was Sie liebevoll betrachten, verändert sich unter Ihrem Blick. Wenn ein Mensch sich über Sie ärgert, auf Sie Druck ausüben oder Sie auf irgendeine Art und Weise benachteiligen will, so wird er plötzlich spüren, wie liebevoll Sie ihn ansehen. Dann verliert er vor lauter Überraschung wohl zuerst einmal die Fassung, aber dann wird er von seinem Vorhaben abkommen. Sie haben nur das Beste an diesem Menschen gesehen, denn es ist auch etwas Gutes an ihm. Gehen Sie immer vom Guten in jedem Menschen aus, und das Gute strahlt zurück.

Wir sind grenzenlos, und auch unsere Liebe kann grenzenlos sein. Irdische Abrechnungen, Leidenschaften, Verbitterung, Argumente, Streitereien – all das verbrennt in der Liebe, Allvergebung kommt nur von der Liebe. Demut und Toleranz – sie kommen ebenfalls nur von der Liebe. Die Liebe ist ein Gesetz – und zwar das wichtigste.

Ihr Zaubersatz lautet also: »Ich liebe alle Menschen und mich unter ihnen.« Jeder Mensch muss sich auf gleicher Höhe mit allen anderen fühlen, nicht tiefer und nicht höher – und das gilt wirklich für jeden Menschen, ob begabt oder unbegabt, gesund oder krank. Denn: *Alle Menschen haben denselben Ursprung, dieselbe göttliche Quelle.*

Auch sich selbst muss man lieben, denn das ist sehr wichtig. »Liebe dich selbst wie deinen Nächsten« – das heißt, Sie dürfen sich nicht bemitleiden und nicht in Egoismus verfallen, aber es ist ein genauso großer Fehler, sich nicht genauso viel zu lieben wie den Nächsten. Wir alle sind in der Aura der Erde miteinander verbunden, unsere Auras fließen ineinander. Wenn Sie sich selbst nicht lieben, schwächen Sie also sich selbst und die anderen, Sie verschmutzen so den Raum. Bemerkenswert ist dabei vor allem Folgendes: Wenn Sie sich selbst nicht lieben, Komplexe haben, sich vor sich selbst scheuen und schämen, werden Sie zu einem Vampir, Sie saugen die Energie des Raumes an sich, denn Sie verlangen von allen noch mehr Liebe, noch mehr Aufmerksamkeit, um Ihre Komplexe zu kompensieren. Ein Mensch, der sich selbst nicht liebt, wird also zu einem regelrechten Energie-Vampir für den Raum und damit auch für die anderen. Wenn Sie sich selbst aber lieben, dann entfalten Sie sich und werden zum gleichberechtigten Teilnehmer, Sie funktionieren mit dem Raum auf der gleichen Ebene. Sie geben und nehmen dann so viel, wie zum harmonischen Energieaustausch zwischen Ihrer Aura und den Energien des Raumes notwendig ist – und alles bleibt im Gleichgewicht.

Finden Sie daher unbedingt die Liebe zu sich selbst. Es ist ein Gefühl, mit der Welt gleichberechtigt zu sein. Das ist kein egoistisches Gefühl, es ist nicht vergleichbar damit, sich Gutes zu tun auf Kosten der anderen, sondern es ist das Gefühl, mit dem Raum zu verschmelzen, mit dem Raum und mit anderen Menschen gleichberechtigt auf einer Stufe zu stehen. Merken Sie sich also: Man muss sich selbst genauso stark lieben wie die anderen Menschen.

Je mehr Sie von Ihrer Seele den Menschen geben, desto mehr bekommen Sie vom Leben. Je mehr, je gerechter Sie sich selbst gegenüber sind und je mehr Sie sich lieben, desto mehr entwickeln Sie sich. Denn die Liebe zu sich selbst fördert die Entwicklung eines Menschen, sie lässt ihn wachsen, so wie die Blumen unter der Sonne wachsen und wie die Pflanzen sich vom Regen ernähren. Die Liebe zum eigenen höheren »Ich«, zum eigenen wahren Wesen steigert die Vibrationsfrequenz Ihrer Aura. Die Liebe zu sich selbst sollte sich dabei allerdings nicht auf die Wohnung oder das Auto beziehen, sondern auf Ihr wahres Wesen, das muss klar unterschieden werden.

Jesus Christ sagte: »Willst du ins Himmelsreich kommen, gib alles, was du hast.« Aber dieses »alles« ist nicht materiell gemeint, es ist nicht die Wohnung oder das Auto, sondern der Geist. Geben Sie alles. Bringen Sie Ihre ganze Seele ein, Ihre ganzen Talente, das, was Sie ausmacht! Damit geben Sie Ihre Liebe und Ihr Herz. Nur so kommt man ins Himmelsreich.

Die Welt ist riesig und unabhängig von uns, aber wenn Sie die Welt in Ihr Herz aufnehmen, so erlangen Sie ihre ganze Kraft, Schönheit und Harmonie. Man kann jeden Tag zum Fest machen, man kann von früh bis spät lächeln und allem mit einem Lächeln begegnen – es liegt nur an Ihnen. Das Lächeln kann ruhig und weise sein, wenn etwas im Leben nicht stimmt, es kann aber auch sehr heiter, sehr sonnig sein, wenn alles gut läuft. Warum begegnet man so selten lächelnden Menschen beim Einkaufen, auf der Straße oder im Bus? Alle sind besorgt und schauen düster. Warum sehen wir meistens nur die Kehrseite des Lebens?

Ein harmonischer, gelassener Mensch trägt keine Aggressionen in sich. Er strahlt Liebe und Harmonie aus, man sucht seine Nähe, man hört ihm zu und die anderen Menschen nehmen somit diese Liebe und Harmonie in sich auf. Versuchen Sie, diese Energie möglichst lange, möglichst oft und ständig auszustrahlen: So schenken Sie Ihren Mitmenschen kostbare Schätze, und sie können sich an

Ihnen orientieren. Einfach indem Sie neben Ihnen sitzen, Ihre Gelassenheit und Weisheit spüren und Sie sich zum Vorbild nehmen. Und allmählich hören Ihre Mitmenschen dann auf, Ihnen vorzuwerfen, dass Sie anders sind.

Die Menschen haben verlernt, die Schönheit der Welt zu sehen, sie haben verlernt, die Sonne anzusehen, die Vögel oder die Wolken zu bewundern, sie haben verlernt, die Friedenstaube zu verstehen. Wenn der Mensch nach oben strebt, erhöht er die Vibrationen seiner Aura, d. h. wenn Sie die Schönheit der Natur, die Schönheit Ihrer Mitmenschen bewundern, erhöhen Sie die Vibrationen Ihrer Aura. »Das Land der Liebe ist ein Zauberland, denn nur in der Liebe findet man das Glück.«

Haben wir Vertrauen in unser persönliches Glück. Verbieten wir uns für das ganze Leben die Angst vor privatem Unglück, denn eine solche Angst wäre nicht vernünftig und zudem äußerst schädlich. Es ist leicht, Angst um sich zu bekommen, aber legen Sie der Panik um Ihr Leben ein Verbot auf. Das ist die weiseste Entscheidung, die Sie treffen können. Haben Sie Vertrauen in sich, und lieben Sie sich, denn Vertrauen und Liebe sind die Abwesenheit von Angst. Verbieten Sie sich, sich um sich selbst Sorgen zu machen, weil Sie unglücklich sind, weil Sie einsam sind oder weil Sie niemand versteht und verstehen will. Verbieten Sie es sich – und Sie werden glücklich werden. Das ist ein guter Weg, um das wahre Glück zu finden. Zittern Sie nicht um sich, lassen Sie Angst und Selbstmitleid für immer hinter sich und gehen Sie auf diesem Weg weiter. Lassen Sie die angstvollen Gedanken und Gefühle vom Wind in die Endlosigkeit wegblasen, und bleiben Sie frei.

Das ist die wahre Freiheit, wenn der Mensch keine Angst um sich hat. *Wer keine Angst kennt, der ist der Schöpfer seines eigenen Schicksals. Wer aber Angst und Selbstmitleid kennt, liegt in den Fesseln der Finsternis.* Glück kann man nur mit einem starken Herz und nicht aus Egoismus heraus erreichen, sondern aus dem Gefühl der Schönheit, Harmonie und Gerechtigkeit heraus ... Sie

183

verspüren ein absolutes Vertrauen in das eigene Glück, weil Sie ein Recht darauf haben. Sie sind geliebte Kinder des Raumes, geben Sie sich daher nur das Recht, ein geliebtes Kind zu sein, ein geliebtes Kind des Raumes, ein geliebtes Kind der Weltschöpfung. Darauf hat jeder Mensch ein Recht, auch wenn niemand daran denkt.

Fast jeder von Ihnen verbietet es sich, hier und jetzt glücklich und zufrieden zu sein. Jeder glaubt, dass ihm hier und jetzt etwas fehlt. Hat man einen Partner, so fehlt das Auto; ist das Auto da, dann fehlt der Partner ... oder die richtige Wohnung, der passende Job ... Ist all dies da, dann glauben wir vielleicht, es nicht wert zu sein, im Glück zu leben – werden Sie das ganze Leben lang an diesen Gedanken hängen? Warum ruinieren Sie so sich selbst und Ihr persönliches Glück?

Überlassen Sie alles dem höheren Willen, sagen Sie einfach: »Ich glaube an mein Glück.« Vergebung, Freude und Glück – Sie haben hier und jetzt alles, was zum Glück notwendig ist – absolut alles!

Autogenes Training 12

ICH GLAUBE AN MEIN GLÜCK

Und nun sagen Sie: »Ich bin der glücklichste Mensch auf der Welt, hier und jetzt.« Alles, was ich habe, ist schön. Und ich habe sehr viel, um glücklich zu sein. Ich habe das Leben, ich habe Verwandte und Bekannte, ich habe Arbeit.« Seien Sie überall, in jeder Situation glücklich, denn das ist das Wichtigste.

«Ich habe den Himmel, ich habe die Sonne, ich habe die Sterne, und ich bin ein Teil davon, ich stehe an ihrer Seite und sie an meiner.« Schauen Sie in den Himmel und auf die Sonne, und öffnen Sie ihnen Ihr Herz. Einen ganzen Strom von enormem Potenzial, Kraft und absolute Liebe werden Sie mit dem offenen Herz empfangen.

Zwischen Ihrem Herz und der Sonne entsteht ein Liebeskanal durch den Satz »Ich liebe die Sonne«. Von Ihrem Herzen strömt die Liebe zur Sonne, und auch von der Sonne strömt die bedingungslose Liebe zu Ihnen. Sie ist so absolut, so stark, diese Sonne, und sie liebt Sie. Sie empfangen ihre Kraft und ihre Liebe. Sie strecken sich der Sonne entgegen und steigen immer höher und nähern sich der Sonne immer mehr an.

Spüren Sie, wie viel Glück es im Raum gibt – alles gehört Ihnen. Und es liegt an Ihnen, mit wem Sie sich vereinigen: mit Feinden, mit Kräften der Finsternis oder mit dem unendlichen Glück, das alle höheren Sphären erfüllt. Wir steigen noch höher – und wir erfahren noch mehr Glück.

In der Welt gibt es so viel Glück, das man es gar nicht in Worte fassen kann. – Nun kann es jeder von Ihnen erreichen. Geht, und es wird euch gegeben.

Vor der Entwicklungsakademie war ich ein anderer Mensch – leicht zu verärgern, leicht zu beleidigen, stolz. Ich ahnte nicht, dass Stolz schlecht ist, deswegen hatte ich meinen Stolz groß werden lassen, und es fiel mir sehr schwer, ihn zu bekämpfen.

Vor dem Studium an der Akademie hatte ich auch starke Kopfschmerzen und ging ohne Tabletten nicht aus dem Haus – nun habe ich sie ganz vergessen.

Die Weltanschauung ändert sich, der Charakter hat sich in vielerlei Hinsicht verändert. War ich früher ein Diktator, so übe ich nun keinen Druck mehr aus, in der Familie herrscht Frieden und Ruhe.

Ich bin allen Heilern sehr dankbar für ihre offenen Herzen, für die Freundlichkeit und die Hilfe, die sie uns anbieten. Wir haben hier so viel bekommen! DANKE!

O. P. S.

Dass jemand Sterne anmacht,
ist dies so, weil es jemand braucht?
Dass die Welt im Frühling erwacht,
ist dies so, weil die Natur es braucht?
Wenn in Menschen Liebe lebt,
dann ist das Leben ohne sie schwer wie Stein.
Wenn die Seele der Freude zustrebt,
dann ist es doch möglich, glücklich zu sein.

E. Marinitschewa

Es ist wichtig, immer daran zu denken, dass ein freier Platz schnell wieder besetzt ist. Wenn Sie nicht mit dem Raum der Liebe kommunizieren, dann bemächtigen sich Ihrer böse Geister, schwarze Gedanken, niedrige Gefühle. »Die Seele muss arbeiten – Tag und Nacht, Tag und Nacht ...«

Kapitel 10

ÜBER DAS GESCHÄFTSLEBEN
UND DAS VERHÄLTNIS ZUM GELD

Wir alle wissen, dass das Gesellschaftsleben im Bereich der Wirt-
schaft nach strengen Gesetzen funktioniert, die von den Menschen,
die in diesem Bereich tätig werden wollen, studiert werden. In letzter Zeit wird großer Wert auf die psychologischen Aspekte der Geschäftsführung gelegt, da Unternehmer und Arbeitgeber vor allem
auch Menschen sind und sich bei Entscheidungsfindungen von persönlichen Ansichten, Zielen und sogar von ihrem Temperament leiten lassen.

In unserem Zentrum wurde 2001 die Schule für psychologische
und Energieinformationskultur der Geschäftsführung (für Vorgesetzte) gegründet, die moderne Vorstellungen über Informations- und
Energieebenen des Bewusstseins und Allgemeines zur Krisentheorie
lehrt.

Der Mensch und seine Beziehungen zur Natur, zur Gesellschaft,
zum Team, zu den Partnern, zu den Mitarbeitern, zur Familie und
zu Angehörigen bestimmen die Richtung, Qualität und Effektivität
der unternehmerischen Tätigkeit. Die psychische und körperliche
Gesundheit des Menschen und bisweilen auch sein Leben und das

Leben seiner Angehörigen hängen davon ab, ob der Mensch und seine unternehmerische Tätigkeit harmonieren. Zurzeit sind aber die Gesetze zum Energie- und Informationsaustausch in menschlichen Beziehungen noch wenig erforscht.

In unserer Business-Schule gehen wir daher auch auf Fragen ein wie: Was muss man denn unbedingt wissen zur erfolgreichen Entwicklung des Unternehmens? Erstens muss das Geschäft für die Seele interessant sein. Laut fernöstlicher Weisheit soll eine Tätigkeit nie an das Endergebnis gebunden sein, sondern an sich Zufriedenheit bringen. Sie machen es gerne und hören die Antwort des Raumes und der Menschen. Was heißt nun aber Zufriedenheit? Es bedeutet, positive Energie von demjenigen zu bekommen, mit dem Sie kommunizieren, mit dem Sie arbeiten. Wenn Sie in Ihr Geschäft die Energie der Zufriedenheit und der Freude stecken, dann nimmt Ihr Produkt Ihre positive Energie auf und zieht die richtigen Menschen automatisch an. Wenn das Geschäft aber nicht Ihrem Lebensziel entspricht, wird es nie erfolgreich werden.

Zweitens ist es sehr wichtig, dass das Geschäft nicht nur Ihnen Zufriedenheit bringt, sondern auch denjenigen, die es zusammen mit Ihnen betreiben. Die Aura des Projektes muss also homogen sein. Wenn jemand aus Ihrer nächsten Umgebung nur wegen des Geldes arbeitet, kommt die Schwingung der Profitgier hinzu, das werden die Menschen früher oder später erkennen und einen großen Bogen um Ihr Geschäft machen.

Man muss ein Geschäft so behandeln wie das eigene Kind: gewissenhaft, den Pflichten nachkommend und erzieherisch. Ferner sollte man sich nicht binden lassen und nicht versuchen, auf Kosten anderer mit dem eigenen Unternehmen Geld zu machen.

Bei der Organisierung des eigenen Unternehmens muss man auch berücksichtigen, dass *Menschen alles entscheiden*: An Ihnen liegt es, ob sich das Geschäft erfolgreich entwickelt oder scheitert. Wie baut man nun aber gute Beziehungen zwischen den Mitarbeitern auf? Vor allem ist zu bedenken, dass jede Organisation einem lebendigen Organismus ähnelt und eine gemeinsame Aura, ein gemeinsames Schicksal sowie eine gemeinsame Mentalität hat. Daher muss das Team harmonisch sein. Wenn die Energien zweier Menschen harmonisch zueinander sind, werden sie sich gegenseitig verstehen und erfolgreich zusammenarbeiten – es sind verwandte Seelen. Zwei Menschen, deren Schwingungen allerdings zueinander im Gegensatz stehen, werden einander nicht verstehen.

Um ein Geschäft erfolgreich führen zu können, muss man zudem ein gutes Verhältnis zum Geld haben, was oft genug nicht der Fall ist. Man darf es nicht übermäßig begehren oder gar verlangen, und man darf auch keine Angst haben, es zu verlieren, denn dies ist Mangeldenken, aus dem heraus nur wieder Mangel entstehen kann. – Geld mag kommen oder gehen, in der Seele muss aber immer Ruhe herrschen. Man darf keine Angst haben, dass man Geld bekommt oder nicht bekommt. Die Angst vor Verlust ist unsinnig. Kummer, Angst – auch das ist nichts weiter als eine große Verzerrung des Raumes.

Hören Sie auf, Sorge um Ihr Unternehmen zu haben. Man sollte kein Mangeldenken empfinden, denn aus Ihrem Leben verschwindet immer das, woran Sie am meisten hängen. Man muss den Wohlstand vielmehr so nehmen, als hätten Sie ihn geliehen bekommen. Wie es morgen wird, ist noch unbekannt. In der »Lehre der lebendigen Ethik« heißt es: »Es besitzt derjenige, der verbessern kann«.

Geld nur anzusparen ist ebenfalls nicht gewollt, denn man muss es für das Wohl der Welt ausgeben. Gestatten Sie sich, unbegrenzt viel Geld zu haben. Erlauben Sie es sich. Geld zu haben ist nicht peinlich und nicht unmoralisch, wenn man es richtig verwendet. Verbieten Sie sich nicht, Geld zu haben. Sie müssen immer beachten, welches Gefühl Sie empfinden, wenn Sie Geld in der Hand haben. Man muss Geldscheine in jeder Höhe mit absoluter Ruhe behandeln. Es darf nicht sein, dass der Mensch sich für gut hält, nur weil er Geld verdient hat, genauso wenig darf er sich nur an das Geld hängen. Das Verhältnis zum Geld muss von einer gewissen

Gleichgültigkeit geprägt sein, frei von Stolz. Sobald man das Geld natürlich behandelt, wie die Luft, die man atmet, kommt das Geld von selbst zu einem. Die Einstellung zum Geld ändert sich in der Regel allerdings nicht in einem Monat, sondern es ist ein langer Prozess ständiger Erkenntnis.

Das Geld hat mit Ihnen im Grunde nichts zu tun, es ist vergleichbar mit Ihrem Kind, das zwar mit Ihnen verbunden, aber dennoch ein vollkommen selbstständiger Mensch ist. So ist auch das Geld ein Kind der Weltschöpfung. Ein starkes Absinken des Wohlstands darf kein Unglück, kein Drama für Sie sein. Geld ist eine Verkörperung, eine Materialisierung psychischer Energie, wenn Sie daher in sich ein Gefühl von Fülle spüren, wird es sich auch im Außen zeigen.

An der Akademie sage ich: »Tragen Sie Geldgier in sich, so werden Sie keinen Erfolg haben.« Einmal kam eine Frau zu mir in die Beratung und sagte: »Ich arbeite in der Klinik. Mir ist es dort aber zu eng, ich möchte mich selbstständig machen. Ich war es früher schon einmal, doch mein Geschäft musste Konkurs anmelden. In welchem Bereich soll ich am besten beginnen, um möglichst viel zu verdienen?« Ich antwortete: »In keinem.« Einmal hat sie schon alles verloren, und jetzt will sie wieder Chefin werden und Geld verdienen. An dem Wunsch nach Selbstständigkeit ist nichts auszusetzen, aber solange sich jemand Geld als Ziel setzt, wird er nichts gewinnen. Man darf und soll reich sein, aber nicht so. Nicht um jeden Preis.

> Wenn Sie zu Geld kommen wollen,
> dann haben Sie Angst, es zu verlieren.

Denken wir an die obige Regel: *Wovor Sie Angst haben, das wird unbedingt passieren.*

Wenn Sie Geld also zu sehr anziehen wollen, werden Sie es ständig verlieren.

Sie fragen nun sicher, wie man dann Erfolg im Geschäftsleben erreicht? Sehr einfach: Teilen Sie ihn mit der Welt, also mit den Menschen. Dieser Erfolg muss der Gesellschaft, den Menschen gehören, nicht Ihnen allein. Dann haben Sie ein Recht darauf.

Ich unterrichte die Regeln für das Geschäftsleben, Ihre persönlichen, die für das Schicksal, die für die Gesundheit und diejenigen, damit Ihre Kinder nicht leiden. Gesundheit kann man nicht kaufen, daher steht deren Erhalt an oberster Stelle bei den Regeln für das Geschäftsleben aus der Sicht der Energetik.

Ein Mensch mit gut entwickeltem Intellekt kann schon mit einem Gedanken etwas anziehen, mit einem Gedanken etwas zerstören, und er steuert sein Geschäft und seine Gefühle – das genügt. Man darf in seinem Geschäft nicht befangen sein.

Einer meiner Schüler hatte vor der Akademie selbst die Gesetze der Energetik studiert. Dann begann er zu arbeiten und Geschäftsleute auf Erfolg im Geschäftsleben zu programmieren, er zog das Geld für sie an. Doch nach etwa einem halben Jahr verloren sie mehr, als sie verdient hatten. Warum haben sie das Geld auch künstlich angezogen? Man darf Geld nicht künstlich anziehen. Besser ist es, wenn es von selbst zu Ihnen kommt, auf natürlichem Wege, wenn Sie es verdient haben. Der Welt ist für Sie nichts zu schade, weder Energie noch Geld. Vertrauen Sie darauf. Eine andere Regel lautet: Solange Sie sich etwas zu stark wünschen, gibt es Ihnen der Raum nicht. Nehmen Sie also den Druck aus Ihren Wünschen.

Beim Einkaufen in Kaufhäusern oder auf dem Markt spürt man vor allem Begierde. Die meisten Menschen wollen etwas kaufen, auch wenn Sie nichts davon brauchen, was Sie sehen. Doch denken Sie immer daran: Gefühle sind Energien, und Energie ist ansteckend, weil die Chakren alle Energie einsaugen, die sich in ihrer

Umgebung befindet. Daher ist es von Vorteil, wenn diese Energie rein ist.

Man muss auch die Beweggründe scheuen, die in unserer Zivilisation verbreitet sind: Eifer zum Geschäft als Mittel, Geld zu verdienen, und nicht als Möglichkeit, der Menschheit zu helfen. Viele wissen nicht, dass es eigentlich die Welt ist, für die wir arbeiten, die uns das Geld gibt. Wir glauben, dass wir es selbst verdienen. Der Raum liebt alle, er beraubt niemanden seiner Liebe, wir können sie nur vergessen, uns davon lösen, uns unglücklich fühlen. Nehmen Sie sich ruhig Geld, aber richtig, um niemanden zu kränken und um keine Regeln zu verletzen. Unsere Geschäftsleute verstehen nicht, dass, wenn Sie nur einen kleinen Teil in die Wohltätigkeit für die Menschen investieren, sich im Raum für sie ein Hahn öffnen wird, aus dem immer noch mehr zu ihnen fließt - es gilt: Nimm, wenn du richtig verteilst.

Wenn Sie den Wohlstand mit Ihrem Karma verdient haben, zögert dieser keine Minute, zu Ihnen zu kommen. Wenn Ihre Mitarbeiter aber noch nicht reif dafür sind - kann er zögern, bis Ihr Karma ins Gleichgewicht kommt. Daher ist es sinnvoller, ein Familienunternehmen aufzumachen, denn das Karma eines Menschen ist mit dem Schicksal seiner Familie eng verbunden. Das Karma eines Unternehmens aber setzt sich aus dem derjenigen zusammen, die im Unternehmen arbeiten. Das Schicksal des Unternehmens selbst hängt in erster Linie mit dem des Chefs zusammen.

Die Bestrebung, um jeden Preis Erfolg zu haben, ohne Rücksicht auf seine Mitmenschen, belastet das Karma. Ziehen Sie aus dem Raum, was Ihnen nicht zusteht, so müssen Sie früher oder später das Zehnfache zurückgeben. Die bessere Variante ist es daher, wenn Sie anziehen, was Ihnen gehört - es wird sich dann einfach annähern. Es ist besser, als Unternehmer erfolgreich zu sein, indem man mit dem Raum verschmilzt. Unsere Gesellschaft ist jedoch nicht dafür geeignet, sie ist an sich eher aggressiv, und die Geschäftswelt ist eine noch aggressivere Umgebung.

Wenn Sie ein guter Mensch sind, dann machen Sie den Faktor Mensch zum Hauptfaktor Ihres Erfolgs. Denn: Wenn Ihre Kommunikation mit den Menschen angenehm ist, werden Sie mit Ihnen auch eine erfolgreiche Zusammenarbeit entwickeln. Sie werden ständig bei Ihnen einkaufen usw. Wenn Sie aber ein harter Mensch sind, der nur für sich den Vorteil sucht, ist es schon unangenehm, neben Ihnen zu stehen.

Wenn Geschäftsleute zu mir kommen und mich bitten, sie »auf Erfolg« zu programmieren, dann sage ich ihnen, dass ihnen nur das widerfährt, sie das ernten, was sie früher selbst gesät haben. Als Antwort höre ich dann: »Nein, wir haben immer richtig gelebt.« Aber das kann nicht sein, denn der Raum ist gerecht ... Oft höre ich auch Fragen wie: Wird im Kurs »Wie man im Geschäft erfolgreich wird?« Karma gereinigt? Wird der Mensch gereinigt? Bringen Sie den Menschen zur Vollkommenheit? Die Antwort ist immer: nein. Das Karma bleibt das gleiche und wird noch mehr belastet, wenn man sich seinen Problemen nicht stellt; außerdem wird es zusätzlich belastet durch die Gier, die diese Geschäftsleute zu mir getrieben hat.

Als Vorgesetzter müssen Sie sich vor allem um die Harmonie in Ihrem Team kümmern. Sehr wichtig ist es, dass alle Mitglieder des Teams gleich behandelt werden und alle harmonisch miteinander umgehen können. Wenn ein Mensch Aggressionen gegen einen anderen entwickelt, zerstört er alles. Vor allem, wenn er seine Aggression gegen den Chef richtet, wenn er sich ärgert oder ihn beneidet.

In der »Lehre der lebendigen Ethik« spricht man von der »Harmonie des Teams«. Harmonie ist die Verschmelzung von Schwingungen. Die Schwingungen der Auras müssen übereinstimmen, denn wenn sie absolut unterschiedlich sind, kommt die Arbeit nicht in Fluss. Menschen, deren Auras aber harmonieren, können sehr wohl zusammenarbeiten, sie verstehen einander. Ein »schwarzes Schaf« in der Gruppe kann dagegen alles zunichte machen und die Arbeit lahmlegen. Die Frage nach der Harmonie ist daher sehr relevant. Denn wenn auch nur ein Mensch sehr starke disharmonische

Energien aussendet, wird jemand, der sich in seiner Nähe befindet, seine Schwingung annehmen, dann der Zweite und der Dritte. So kann einer das gesamte Team aus dem Gleichgewicht bringen. Das erinnert an die Organe: Ein krankes Organ weist andere Schwingungen auf als ein gesundes. Ein gesunder Mensch, der sich in der Nähe eines kranken befindet, kann über das Schwingungsfeld die Krankheit anziehen.

Seit einiger Zeit gibt es Pflegeheime, die man als Hospize bezeichnet. Die Pflegerinnen dort sind darauf trainiert, hoffnungslos kranke Patienten zu bemitleiden (d. h. sie leiden mit ihnen zusammen). Sie pflegen beispielsweise den Krebspatienten, versetzen sich in seinen Zustand hinein, verstehen seine Lage, machen sich Sorgen um ihn – und erkranken in anderthalb Jahren oft selbst an Krebs. Dabei muss man wissen, dass Krebs nicht über Viren übertragen wird. Doch der stärkste Träger ist Energie ... Kommen Sie daher wenn möglich nicht in krankhafte Schwingungen, denn das ist gefährlich.

Wenn Sie mit einem Menschen sprechen, entsteht in Ihrem Herzen häufig ein bestimmtes Gefühl. Sie empfangen einfach seine Vibrationen, seine Gefühle, was er denkt, sein Verhältnis zu Ihnen. Mit welchem Gefühl spricht er mit Ihnen? Dieses Gefühl entsteht plötzlich in Ihrem Herzen, und Sie beginnen zu denken, woher habe ich denn einen solchen Ärger, einen solchen Neid oder eine solche Aggression? Gleichzeitig verstehen Sie: Ich spreche doch mit ihm, schaue ihm in die Augen oder habe ihn einfach nur angeblickt, habe an ihn gedacht, und dieses Gefühl ist gekommen. Sie müssen wissen, dass dies das Gefühl ist, das der Mensch Ihnen gegenüber empfindet. Wenn Sie dieses Negative spüren – entweder zwischen sich selbst und jemand anderem oder zwischen zwei Kollegen, so lassen Sie diesem Prozess nicht freien Lauf, sondern finden Sie unbedingt heraus, was den Menschen dazu veranlasst hat, so von Ihnen oder jemand anderem zu denken. Denn wenn er längere Zeit in diesen Gefühlen verbleibt, wird die Blockade in seinem Herzen noch verstärkt. Versuchen Sie, in einem möglichst frühen Stadium die Ursache herauszufinden und diese zu beseitigen oder ihm zu erklären, dass der vermeintliche Grund nur ein Konflikt mit seinem Charakter ist und nicht real.

In der NLP gibt es folgende Methode zum Anpassen. Wollen Sie, dass ein Mensch Sie versteht, müssen Sie zuerst ihn verstehen, sich in seinen Zustand hineinversetzen, sich an ihn, an seine Gefühle, an seine Schwingung anpassen und ihn dann vorsichtig von seinen Gedanken, von seinen Gefühlen auf die eigenen bringen. Das Thema selbst ist weniger wichtig als die Intonation, mit der Sie mit dem Menschen sprechen.

Wenn Sie Chef in einem Team sind, versuchen Sie zuerst einige Regeln einzuführen. Wenn Sie z. B. mehrmals ruhig sagen, dass es nicht in Ordnung ist, über jemanden hinter seinem Rücken zu sprechen, wird es letztendlich zur Regel im Team. Und das ist meiner Meinung nach auch die wichtigste Regel, denn Gerüchte bringen Zerstörung. Wenn Sie Einwände gegen jemanden haben, sagen Sie es zuerst ihm selbst. Wenn er Sie nicht versteht, dann klären Sie die Angelegenheit gemeinsam vor dem ganzen Team, aber nur dann. Allmählich beginnen die Mitarbeiter im Team so zu verstehen, dass sie zusammenleben, wie in einer Familie. Wenn es ein Problem gibt, dann entscheidet die ganze Familie gemeinsam.

Wenn Sie also ein erfolgreiches Geschäft aufbauen wollen, müssen Sie zuerst betrachten, inwieweit der Gegenstand, mit dem Sie sich beschäftigen, *für sie interessant ist*. Zweitens müssen Sie wissen, inwiefern der Gegenstand Ihres Geschäfts für die Menschen notwendig ist. Drittens müssen Sie sich klar werden, inwiefern *Ihre Mitarbeiter* das Geschäft brauchen. Sie dürfen nicht einfach zur Arbeit kommen, um Geld zu verdienen, solche Mitarbeiter, denen das Schicksal des Unternehmens gleichgültig ist und die nur kommen, um Geld zu verdienen, tragen oft nicht zum Erfolg Ihres Unternehmens bei. Wir haben ein neues Arbeitsmodell vor Augen in einer neuen Welt, in der die Menschen ihre Arbeit um ihrer selbst willen interessant finden, in der jeder an dem für ihn richtigen Platz sitzt. Viertens gilt: Machen Sie Erfolg auf keinen Fall zu Ihrem Hauptziel. Man darf nicht nur für das Ergebnis arbeiten, arbeiten Sie vielmehr um der Arbeit willen, der Weg ist das Ziel. Machen Sie, was Sie mögen und wollen, was für Sie interessant ist. Setzen Sie auf diesem Weg Ihr Ziel um, verwirklichen Sie Ihre Bestrebungen, schaffen Sie einen harmonischen Austausch miteinander, mit Ihren Freunden, mit der Gesellschaft: Wenn Sie geben, müssen Sie auch zurückbekommen.

Kapitel 11

JEDER MENSCH IST DER ERBAUER
SEINES EIGENEN TEMPELS

Die alten fernöstlichen Lehren sprechen davon, dass um unsere
Jahrtausendwende das Zeitalter der Dunkelheit, Kaliyuga, endet und
das Zeitalter des kosmischen Feuers, Satyayuga, beginnt. Die Erde
tritt (bedingt durch die Strahlung vieler Planeten) in einen Bereich
ein, der über eine Energie von sehr hoher Spannung verfügt, die der
Körper des Menschen nicht gewohnt ist. Wissenschaftler bezeichnen das als magnetische Stürme, Sonnenstrahlung usw. Bei einem
unvorbereiteten Menschen lösen diese Energien äußerst starke negative Reaktionen aus, Ausbrüche chronischer Erkrankungen bis hin
zum Herzinfarkt, Schlaganfall, Epilepsie und Schizophrenie können
auftreten. Doch ein geistig geschulter Mensch nimmt die neuen
Energien auf als äußerst hohes Potenzial für seine schöpferische Entwicklung. Somit ist die geistige Entwicklung eine akute Notwendigkeit unserer Zeit, nicht nur, um zu überleben, sondern um am Leben Freude zu haben.

Die Förderung der geistigen Entwicklung ist einer der Tätigkeits-
schwerpunkte unserer Entwicklungsakademie. Indem wir den Blick
der Menschen auf die Welt verändern, indem wir das Bewusstsein

verändern, passen wir die Menschen an die schnelle Veränderung unserer Umgebung an. Unsere autogenen Trainingsmethoden unterscheiden sich von den traditionellen fernöstlichen Meditationen und werden als meditatives autogenes Training mit Elementen der psychologischen Analyse bezeichnet. Fernöstliche Meditation ist die wortlose Vertiefung in sich selbst. Unser autogenes Training dagegen ist Selbsterkenntnis gemäß psychologischer Vorgaben, die man im Kurs bekommt.

Buddha übte sich im Laufe von acht Jahren in der Vipassana-Meditation, dank der er die Erleuchtung erreichte. Ich hatte die unschätzbare Möglichkeit, in Nepal die Vipassana-Meditation zu lernen, und deren Elemente sind auch Bestandteile unseres autogenen Meditationstrainings. Die Hörer der Akademie tauchen dabei in ihre Innenwelt ein und machen eine tiefe psychologische Selbstanalyse. Im Altertum hieß es: »Erkenne dich selbst, und du erkennst die ganze Welt.« Wir fügen hinzu: »Verändere dich selbst, und du veränderst die ganze Welt um dich herum.« Und das Leben der Schüler bestätigt dies täglich.

Geistige Selbstreinigung ist das Wichtigste auf dem Lebensweg eines jeden Menschen. Aber auch die Reinigung des materiellen Körpers sollte nicht vernachlässigt werden.

In den letzten drei Jahren begann ich, unter allen möglichen Krankheiten zu leiden, ich lag monatelang im Krankenhaus und wurde mit den neuesten Medikamenten behandelt, doch die Besserung hielt stets nur kurze Zeit an. Ich fand keine Ruhe, lief von einer Heilerin zur anderen. Ärzte stellten bei mir chronische Gastritis, chronische Cholezystitis, einen instabilen Blutdruck, Osteochondrose, Krampfadern usw. fest Ich verlor das Interesse am Leben, wurde ärgerlich, verschlossen, bedrückt und willenlos.

Im Herzen verstand ich, dass ich diese Krankheiten nicht einfach so bekomme. Ich suchte den Ausweg: Ich begann zu beten, ließ mich taufen und las viel, aber ich brauchte einen Lehrer, der mir den richtigen Weg zeigte. Nachdem ich den Fernsehauftritt von Svetlana Peunova gesehen hatte, kam ich an die Akademie.

Auf Empfehlung der Heiler begann ich jeden Morgen mit einem kalten Wasserguss, reinigte den Darm, die Leber und faste nun jeden Mittwoch. Ich fühlte mich wie ein vollkommen anderer Mensch.

Ich bin ausgeglichen geworden, denke nach, bevor ich etwas sage, und glätte in Konfliktsituationen scharfe Kanten. Die Kopfschmerzen hörten auf, die Krampfadern in den Beinen wurden kleiner, die Gelenke quälen mich nicht mehr und meine Wirbelsäule schmerzt nun auch nicht mehr, wenn ich mich beuge. Ich danke Svetlana Peunova und allen Mitarbeitern der Akademie für ihre Arbeit, dafür, dass sie den Schleier von meinen Augen nahmen, so dass ich den Sinn des Lebens sehen und verstehen konnte.

Am Ende der Fastenzeit schenkten mir meine Töchter drei Ikonen. Die Abbildungen der Heiligen waren makellos, aber vor Ostern erschienen bei der Gottesmutter Tränen in den Augen, die die linke Wange hinunterliefen. Man erklärte mir, dass dies Vergebung bedeute.

Auf dem Weg zur Akademie wären wir beinahe in einen Autounfall geraten. Ich habe es aber noch rechtzeitig geschafft, Svetlana Peunova um Hilfe zu bitten, und die Autos blieben knapp 10 Zentimeter voneinander entfernt stehen.

S. N. G.

Bei der Beschleunigung der geistigen Entwicklung ist es wichtig, dass unsere Schüler lernen, ihre Gefühle und Gedanken zu beobachten, sie sollen immer mehr die wohltuende Kraft der inneren Selbstanalyse verstehen. Im Grunde macht es sogar Spaß, es ist wie der Umgang mit dem liebsten Menschen.

Die Erkenntnis ihres Selbst sowie die Reinigung des Körpers wird in ihrem Leben zum alltäglichen Bedürfnis. Die Schüler verstehen auch die Grundlagen der Religionen, denen sie angehören, tiefer. Aber auch Menschen, die von der Religion weit entfernt sind und die deren Lehren nur schwer glauben können, sind durch das Studium an der Entwicklungsakademie in der Lage, ebenfalls zur Harmonisierung ihrer Energien zu kommen. Sie erlernen den Aufbau des Raumes aus der wissenschaftlichen und philosophischen Sicht.

Im Laufe meines Studiums an der Akademie habe ich nur etwa zwei Mal Fleisch gegessen, und das war Hühnerfleisch. Ich habe gar keine Lust mehr auf Fleisch.

Die Welt hat sich in zwei Hälften geteilt – vor der Akademie und nach der Akademie. Vieles in meinem Leben habe ich neu betrachtet und überdacht, das Verhältnis zu den Menschen und zu mir selbst. Viele Situationen in meinem Leben betrachte ich nun ganz anders.

Ich kam mit meinem Sohn an die Akademie. Das Kind hatte einen Nerventick, nervöse Reizbarkeit und Alpträume. Wir ließen uns von Psychologen, von Psychoneurologen und von einem Nervenarzt beraten. Wir malten Alpträume und verbrannten sie dann, oder wir gaben unserem Sohn verschiedene Beruhigungsmittel. Das half aber nur für kurze Zeit, und dann hatte er wieder diese Alpträume.

Ein Mitarbeiter der Entwicklungsakademie erklärte Anton, wie er diese Monster bekämpft, er erzählte ihm von Liebe, von Geduld. In seiner Person sah er seinen Lebenslehrer. Auf jede seiner Fragen fand Anton bei diesem Mitarbeiter eine Antwort. Vielen Dank an ihn!

Vielen Dank an Svetlana Michajlowna für die Akademie, einen Ort, wohin die Menschen mit Problemen jeder Art kommen können, man wird ihnen zuhören, sie verstehen und ihnen alles erklären. Denn keine Wissenschaft erklärt

die Ursache menschlicher Krankheiten und menschlichen
Schicksals. Hier aber bekommt man Antworten auf jede
Frage.

I. A. B.

DIE GRUNDREGELN DER GESUNDEN ERNÄHRUNG

Das Essen muss man seinem Körper mit Freude zuführen, man sollte es bewundern. Bevor Sie das Essen in den Mund nehmen, sollten
Sie sich daher bedanken, dass Sie dieses Essen zur Verfügung haben.
Es muss Freude aufkommen, aber auf keinen Fall Begierde nach einem Leckerbissen.

Unnötige Begierden sind sowohl Zigaretten als auch Alkohol
oder zu reichhaltiges Essen. Die Reinigung des Körpers ist die Er-
bauung eines Gottestempels, so die Bibel. Denn körperliche Gesundheit und der Zustand der Seele stehen zueinander in einer
Wechselbeziehung. Wenn nun die Leber verschlackt ist, wenn sich
in den Zellen, in den Nieren, in der Lymphe viele toxische Stoffe
ansammeln, so ist die Energie der Aura schwer, schmutzig und dunkel. Und der Mensch hat dabei in der Regel eine bedrückte Stim-
mung, empfindet keine Freude, keinen kreativen Aufschwung.

Jeder Mensch verwöhnt sich und tröstet sich ab und an mit einem guten Essen. In der Tat sollte man am Essen Freude haben,
aber essen Sie nur, wenn Sie hungrig sind und das Essen rein sowie
natürlich (kein reines Industrieprodukt ohne Nährwert) ist. In einem Sprichwort heißt es zu Recht: »Gott hat Nahrung erfunden,

der Teufel Köche.« Wir mischen, was überhaupt nicht miteinander vermischt werden sollte, wir belasten in unzulässiger Weise unseren Magen und den gesamten Verdauungstrakt, womit wir unseren Körper erschöpfen. Da wir unseren Körper zudem meistens eher wenig trainieren und ein bewegungsarmes Leben führen, kultivieren wir in uns die Faulheit und ernten dann die Früchte.

Möchten Sie gesund sein, dann müssen Sie nicht nur auf Alkohol, sondern auch auf Schwarztee, Kaffee, Limonaden und Mineralwasser mit Kohlensäure verzichten. *Natürliche Nahrung ist der Garant der Gesundheit.*

Doch bei allem sollte man sich an die goldene Mitte halten. Man sollte keine Askese betreiben, bei der man sich ohnehin nicht wohlfühlt. Das muss nicht sein. Das Essen, die vegetarische Ernährung, muss Reinigung *und* Freude bringen. Wenn ich spüre, dass mir etwas fehlt, esse ich ein bisschen. Wenn ich spüre, dass nichts fehlt, aber wenn ich mich nach etwas Besonderem sehne, esse ich ebenfalls. Lediglich immer zu viel zu essen und stets »tote« Nahrung zu sich zu nehmen, das ist schädlich.

Einige Worte zu Kartoffeln und Getreideprodukten: Sie enthalten viel Stärke, die an den Darmwänden klebt und eine dichte, wasserundurchlässige Schicht bildet. Wir alle wissen, dass eine der wichtigsten Funktionen des Darmes die Osmose ist, wobei Flüssigkeit aus der Nahrung, die durch den Darm geht, wieder in den Blutstrom aufgenommen wird. Eine ständige Ernährung mit Kartoffeln und Getreideprodukten (Kuchen, Pfannkuchen, Brötchen, Nudeln u. Ä.) bringt den natürlichen Stoffwechsel aus dem Gleichgewicht. Junge und zum Teil gebackene Kartoffeln enthalten allerdings auch Vitamin C. Es ist daher nicht nur Schlechtes gegen Kartoffeln zu sagen. Essen Sie Kartoffeln, wenn Sie möchten, aber bei der Reinigung des Körpers und der Aura werden Sie diese Nahrungsmittel von sich aus nicht zu oft zu sich nehmen wollen. Denken wir daran, wie viel Kartoffeln jede russische Familie für den Winter bevorratet. Aber ob das gesund ist?

Bei allen Allergien sind Milch, Kartoffeln und Getreideprodukte aber verboten. Denn diese Produkte führen zu Schleimbildung und verschlacken somit den Darm. Die erste Voraussetzung zur Gesundung ist ein reiner Darm, damit die Darmzotten sich bewegen und die Nahrung befördern. Wenn aber alles mit Stärke verklebt ist, kann der Darm nicht richtig funktionieren.

Welche Getreideprodukte kann man denn bedenkenlos essen, fragen Sie sich? Das sind Produkte mit Schrot, Vollkornprodukte. Wenn Sie Crepes backen, kaufen Sie einen Sack Schrot bei einer Mühle, und mischen Sie diesen dem Mehl bei. Der Schrot hilft, die Darmwände »auszuschaben«.

In der Ernährung gibt es sehr viel zu beachten, denn das gleiche Produkt hat beispielsweise bei unterschiedlicher Verarbeitung ganz verschiedene Eigenschaften. Heiße Milch mit Natron reinigt den Organismus, kalte Milch ohne Natron verschlackt ihn aber. Frisch abgekochtes Wasser reinigt den Organismus, abgekühltes Kochwasser ist dagegen Gift. Man darf es nicht trinken und zu Hause aufbewahren. Es nimmt so intensiv Gifte aus dem Raum auf, dass es so toxisch wird wie das Gift einer Klapperschlange. So wichtig ist also die Temperatur ...

Allem voran man muss viel frisches Wasser trinken. Kaufen Sie einen Mineralfilter, der Selenit und Schungit enthält – weißen und schwarzen gebrochenen Stein. Auch Silizium, Silber und Nephrit reinigen das Wasser gut. Aber verwenden Sie nicht alles gleichzeitig. Frisches Wasser sollte man in ausreichenden Mengen trinken, etwa drei Liter am Tag.

Man kann auch einen Tag pro Woche fasten, denn bei manchen Leuten dient das Fasten der Gesundheit, Jugend und Reinigung. Aber wenn Sie fasten, fühlen Sie sich bitte nicht unglücklich und benachteiligt. Wenn Sie Hunger haben und Ihr Magen knurrt, dann sagen Sie sich: »Wie schön!« Man muss mit der Kraft des Willens die Ausscheidung der Magensäure unterbrechen und sagen: »Stopp! Heute bekommst du nichts zu essen!« Sie müssen bildlich und klar denken: »Alles Überflüssige, alle Schlacken verlassen alle Zellen, ich werde jung und gesund!«

An unserer Akademie werden wir um zehn bis fünfzehn Jahre jünger. Und das nicht nur äußerlich, sondern alle Organe werden jünger, denn das Äußere ist nur das Spiegelbild der inneren Gesundheit.

> Machen Sie aus der Reinigung keine Qual.
> Machen Sie ein Fest daraus.

Wenn Sie auf die richtige Ernährung umsteigen, finden Sie sich in einer vollkommen anderen Welt wieder. Die Schwingungen der gereinigten Aura ermöglichen es Ihnen, die Energien des Glücks und der Gelassenheit aufzunehmen. Hier wäre der Vergleich dieser Energien mit einem »Ozean der Liebe« nicht übertrieben ...

Ich bin Svetlana Peunova und allen Mitarbeitern der Entwicklungsakademie sehr dankbar für ihre Geduld und Herzlichkeit, dafür, dass sie mir mit ihrer Geistigkeit gezeigt haben, was im Leben am wichtigsten ist, wonach ich streben soll und dass es im Leben wahre Ziele gibt.

Die Veränderung des Bewusstseins – das ist die Grundlage der Verbesserung meines Lebens. Als ich mich an die Akademie wandte, wollte ich nur den Ausweg aus der geistigen Krise mit meinem Mann finden, aber wie groß war meine Verwunderung, als zusätzlich meine chronische Skoliose beinahe verschwand. Der Hypertonus im Schulterbereich rechts löste sich, die Schultern sind nun auf der gleichen Höhe, und auch die Wirbelsäule ist gerade geworden, die Haltung, der Gang haben sich verändert. Mein Nervensystem ist viel stabiler, ich selbst bin ruhiger und nüchterner geworden.

L. W. S.

Kapitel 12

DAS KANN JEDER

Unsere Hörer bekommen an der Entwicklungsakademie nicht nur die Grundlagen des geistigen Wissens und der Kultur vermittelt, sondern sie lernen auch die Heilkunst. Viele Schüler, die in den Kurs kommen, zweifeln zunächst daran, dass sie mit Energien heilen können. Fragen wie: «Habe ich denn überhaupt die Fähigkeit dazu?» sind wir schon gewohnt. Wir beantworten sie so: »Sind Sie ein lebendiger Mensch? Also haben Sie psychische Energie, und wie Sie diese steuern, das bringen wir Ihnen bei.« In der Tat ist es das Wichtigste, zu erkennen und zu spüren, dass die Welt, genauso wie Ihre Aura, aus Energien besteht. Alles andere ist dann nur noch eine Frage der Praxis.

> Wenn Sie den Energien vertrauen,
> werden diese sich Ihnen fügen.

Das natürliche Potenzial an psychischer Energie ist bei allen Menschen selbstverständlich unterschiedlich. Aber es kann sich enorm vergrößern und sich qualitativ verändern, wenn der Mensch beharrlich an sich arbeitet. Nicht jeder kann ein großer Heiler werden, aber die eigene Energetik wiederaufbauen und seinen Mitmenschen helfen, das können praktisch alle. Noch bemerkenswerter ist, dass sogar kranke und geschwächte Menschen, die bei uns Hilfe suchen, nach dem Wiederaufbau ihrer eigenen Gesundheit an der Akademie ihre Angehörigen und Familienmitglieder zu heilen beginnen. Es ist zudem ein noch größeres Wunder, dass die Schüler nach der Akademie sogar vergessen, dass sie irgendwann früher ohne diese Kenntnisse und Fertigkeiten auskommen konnten. Die Aura sehen, die Verseuchungen der Aura, alltäglicher und magischer Natur, erkennen, diese beseitigen, die Angehörigen von Stress befreien, Situationen voraussehen und modellieren, all das wird zu einem Teil jedes Absolventen der Entwicklungsakademie. Dabei unterrichten wir das nicht explizit, all diese Fähigkeiten entwickeln sich vielmehr auf natürlichem Wege, im Laufe des »Studiums«.

Der Strom der Heilkraft, der über das Studium an der Akademie fließt, geht auf natürlichem Wege auf unsere Schüler über. In Extremsituationen, die sich im Leben ergeben, leisten unsere Absolventen den Betroffenen schnelle und effektive Hilfe: Sie stillen das Blut, lösen den Schmerz, normalisieren den Blutdruck und die Herzfunktion usw.

Einmal fuhr ich Bus. Plötzlich wurde einer jungen Frau, die am Fenster stand, schlecht, sie fiel auf den Boden. Der Bus hielt daraufhin an, und man trug die Frau hinaus. Ich spürte, dass ich zu ihr gehen sollte. Sie war schon wieder bei Bewusstsein, aber es ging ihr sehr schlecht. Man fragte mich: »Sind Sie Ärztin?« – »Praktisch ja«, sagte ich und begann, ganz natürlich zu arbeiten.

Ich erinnerte mich an die Su-Jok-Methode, von der ich an der Akademie erfahren hatte. Ich drückte auf Herz-, Kopf- und Geschlechtspunkte auf der Handinnenfläche

und befreite den Kopf auf diesem Wege von der Energiever-
seuchung. Dann normalisierte ich den Blutdruck sowie den
Energieaustausch im Sushumna. Das Mädchen fühlte sich
viel besser. Das Ganze dauerte höchstens fünf Minuten.

S. I.

Ich habe bei mir selbst einen Brand mit einem Extrakt ge-
heilt und bei einer Mitarbeiterin eine verwundete Hand be-
täubt. Zudem heilte ich meine Enkelin in nur drei Tagen
von einer akuten Tracheobronchitis.

T. W. C.

Praktische Arbeit

Methoden zum Schutz vor Zombierung

Der primäre Schutz vor einer magischen oder hypnotischen Einwirkung
ist die Kraft innerer moralischer Prinzipien. Denn die Einwirkung soll den
Menschen dazu bringen, falsche, weltzerstörende und amoralische Einstellungen zu akzeptieren. Genau deswegen wird in allen Religionen auf
die Kraft des Glaubens und die Befolgung wichtigster Gebote, also kosmischer Gesetze, Wert gelegt. Doch in unserer Gesellschaft sind diese
Gesetze längst in Vergessenheit geraten. Die meisten Menschen haben
keine unerschütterlichen moralischen Prinzipien mehr. Das Motto »Auch
wenn es eigentlich nicht erlaubt ist, darf man es trotzdem, wenn man es
sehr begehrt« wurde zu einem ungeschriebenen Gesetz in der Gesellschaft.

Subtiler Tricks bedient sich auch die Verführungskunst und Hinterlist
der Finsternis. Sie findet oft einen Weg, dem Menschen klar zu machen,
dass sein falsches Verhalten zulässig und sogar richtig ist. Die Menschen

glauben dann lieber üblen Nachreden oder schwärzen einander an, als Ehre und Würde eines anderen zu verteidigen.

Es gibt keine mechanischen Methoden, die vor Zombierung schützen könnten; genauer gesagt, sie existieren schon, sind aber nur Fachleuten zugänglich. Man muss dazu an unserer Akademie ein Präsenzstudium von mehreren Jahren absolvieren. Doch inzwischen können Sie auch aus Büchern Kenntnisse über die kosmischen Gesetze erlangen und sich von ihrer Effektivität in Ihrem praktischen Leben überzeugen. Nur wenn Sie diese im Alltag erlebt und verstanden haben, können Sie erkennen, wenn die Finsternis sie zu verzerren versucht. Und das ist bereits ein gewisser Schutz. Denn wenn Sie die Absicht des Feindes erkennen, können Sie sich davor schützen.

Hellsehen ist keine übernatürliche Fähigkeit, sondern eine natürliche, naturgegebene Gabe. Aber die Aggressivität der Menschen und die Verwendung dieser Gabe zum Nachteil anderer führten dazu, dass diese Fähigkeit »gesperrt« wurde.

Doch in letzter Zeit tauchen Methoden auf zur schnellen Öffnung der Fähigkeit, Energien zu erkennen, Situationen vorauszusehen oder Krankheiten zu diagnostizieren, indem man gedanklich in den materiellen Körper des Kranken eindringt. Man muss jedoch bedenken, dass die künstliche Öffnung des »dritten Auges«, ohne ein entsprechendes Niveau der geistigen Entwicklung, bei vielen ernsthafte negative Auswirkungen zur Folge haben kann.

An unserer Akademie öffnet sich das Hellsehen über autogene Meditationstrainings leicht und einfach gemäß dem geistigen Wachstum der Schüler. Ein Hindernis dafür kann einzig der Mensch selbst aufbauen (durch Unglauben an sich selbst, an die eigenen Fähigkeiten, also durch Minderwertigkeitskomplexe). Aber auch dieses Hindernis lässt sich beseitigen. Unsere Schüler können Information über bevorstehende Ereignisse empfangen sowie diese Information und folglich die Ereignisse selbst verändern.

Ich bin erfüllt von Liebe, Leben und Freiheit. Mein Charakter hat sich verändert. Ich begann, Menschen zu sehen, zu spüren und zu verstehen, und ich veränderte mein Verhältnis zu den Kindern und zu meiner Mutter. Ich wurde ein offener Mensch und kann nun viel leichter mit anderen Menschen umgehen.

Nun habe ich keine Angst mehr vor Energieverseuchungen, denn sobald ich diese in mir spüre, beseitige ich sie ganz schnell. Meine Tochter besuchte die Akademie mit mir zusammen, bei ihr wurde sogar das Hellsehen wieder aktiviert.

K.

Die Beschäftigung mit Magie ist in unserer Gesellschaft eine normale Erscheinung geworden, denn viele Menschen haben gesehen, wie schnell sie den gewünschten Effekt durch magische Einwirkung erzielen können, wobei die Lebensenergie eines anderen Menschen zum eigenen Vorteil verwendet wird. Ganz offen wurden Inserate wie »Partnerzuführung«, »Partnertrennung« oder »Beseitigung der Konkurrenz« und »Erfolgszauber« angeboten! Daher sollte sich heute jeder vor energieinformativen Einwirkungen schützen können. Die Erfahrung vieler russischer und ausländischer Fachleute im Bereich der holistischen Medizin (Heiler), denen ich bei Konferenzen begegne, bestätigt: Vor Energie- und Informationsverseuchungen ist niemand sicher. Es ist aber eine Frage Ihrer Kraft, ob diese bei Ihnen auch greifen.

Jede Einwirkung lässt sich zudem aufheben. Aber der Magier, der die Verseuchung ausgelöst hat, reagiert schnell, wenn diese aufgehoben ist, und wiederholt die Einwirkung. Daher ist es nicht sinnvoll, sich an Zauberinnen und Heiler zu wenden, nur um die Energieverseuchung aufzuheben. Sie könnten so nämlich Ihr ganzes Leben auf diese Magier angewiesen sein, wenn Nachbarn, Kollegen oder ferne

Verwandte auf Sie einwirken. Nur wenn Sie selbst die Einwirkung erkennen und aufheben können, sind Sie Ihren Gegnern nicht hilflos ausgeliefert, das heißt, Sie haben die Chance, Ihr Leben selbst zu führen und nicht unter dem Druck des bösen Willens anderer zu leben.

In unserer Gesellschaft spielen magische Einwirkungen zur Familientrennung eine große Rolle. Fast keine Familie kommt daran vorbei, selbst junge Ehepaare nicht. Unzählige Familiendramen, die zur gewöhnlichen Erscheinung geworden sind, sind genau auf diese Art der Magie zurückzuführen, ebenso wie Geschlechtskrankheiten bei Frauen und Männern, die sich verbreitet haben. Keine Methode der Medizin kann diese Krankheiten heilen, wenn die Einwirkung nicht aufgehoben ist.

Eine besondere Kategorie sind Verwalter, Vorgesetzte jeden Ranges, Geschäftsleute und Politiker. Sie müssen mit einer riesigen Anzahl von Menschen kommunizieren, die in einem gewissen Grad von ihrer Stellung abhängig sind, die kooperieren müssen und manchmal auch neidisch reagieren. Forderungen, Kränkungen, Neid, Verfluchungen – all das müssen Führungskräfte oftmals über sich ergehen lassen. Daraus resultieren auch zahlreiche Krankheiten und Unglück.

Im Geschäftsleben findet die Magie also eine sehr breite Anwendung. Früher musste man einen Killer beauftragen, um die Konkurrenz zu beseitigen ... Heute geht es einfacher: Man beauftragt einen Magier, dieser beeinflusst die Energetik (also das Leben und die Gesundheit des Menschen), und der Beeinflusste geht langsam, aber sicher zugrunde. Oft löst man mit der Energieverseuchung keine Krankheit aus, sondern einen Unfall, beispielsweise einen Verkehrsunfall.

Wenn man den Menschen seit über fünfzehn Jahre hilft, hat man schon so einige widerliche Handlungen von schwarzer Magie gesehen – seien Sie daher vorsichtig! Und stärken Sie Ihre eigene göttliche Energie sowie merzen Sie Ihre Schwachstellen aus, dann sind Sie unangreifbar.

Es ist tatsächlich ein Überlebensprogramm. Ich spüre, dass ich mich verändert habe, dass mein Verständnis des Lebens und der Menschen sich verändert hat. Das Selbstempfinden, meine Gesundheit und meine materielle Lage haben sich verbessert.

S. I.

HYPNOSE, SUGGESTION UND SELBSTSUGGESTION

Was verstehen wir in der Regel unter dem Begriff »Hypnose«? Das ist die Unterdrückung des eigenen Willens und Bewusstseins eines Menschen, genauer gesagt ihre Abschaltung und Ersetzung mit dem Willen und Bewusstsein des Hypnotiseurs. In der Praxis eines Psychotherapeuten ist eine Hypnose manchmal notwendig, um den Menschen von Zwangsideen und -gedanken zu befreien. Gewöhnlich bewirkt die Hypnose eine Schlafphase, in der das Gedächtnis ausgeschaltet ist. Nach dem Erwachen kann sich der Mensch in der Regel an nichts mehr erinnern, was in der Hypnose passierte, da sich unter Hypnose das Bewusstsein abschaltet, während das Unterbewusstsein spricht.

Die Suggestion kann jedoch auch ohne das Abschalten des Bewusstseins stattfinden. Der Wille der suggestierenden Person kann auch über Energieträger wie den Blick, die Stimme und das Wort übermittelt werden. Offiziell anerkannte Methoden zur Umprogrammierung des menschlichen Bewusstseins sind die Erickson-Hypnose und die neurolinguistische Programmierung. Vor kurzem

211

begann sich auch das Wereschtschagin-System zur »weiterführenden Energieinformationsentwicklung« zu verbreiten, das ebenfalls auf die Steuerung des Willens eines einzelnen Menschen und ganzer Massen gerichtet ist. Ob dies aus der Sicht der Gesetze des Raumes richtig ist? Denn der Mensch muss vor allem einen freien Willen haben ...

Die Unterdrückung des freien Willens ist in allen Religionen und Philosophien die größte Sünde. Jedes Mitglied der Gesellschaft muss seinen freien Willen haben und darf nicht den egoistischen Interessen anderer unterworfen werden. Die Unterdrückung des Willens ist Energieraub. Ein Mensch lebt dann auf Kosten der Lebensenergie eines anderen, genauer gesagt ist er ein Schmarotzer. Das gab es in allen Zeiten, doch besonders in unserer Zeit, in der das Interesse an Energieinformatik, Magie und Heilkunst wächst, erleben Methoden zur Unterdrückung des freien Willens des Einzelnen eine große Verbreitung.

Die Kunst der Suggestion erlernen die Offiziere an den Militärakademien, die Geschäftsleute in den Managementkursen sowie Psychotherapeuten und Psychologen, genauso wie die zahlreichen, der Mehrheit unbekannten Zünfte der Magier. Personen, die Magie beherrschen, wirken auf den ersten Blick wie ganz normale Menschen, häufig sind sie sehr kommunikativ, charmant, nett und freundlich. Denn sie müssen ja das Herz der Menschen öffnen, auf die sie einwirken, deren Willen sie sich bemächtigen wollen. Und der Mensch weiß oft nicht, warum er plötzlich von ganzem Herzen den Wunsch empfindet, einen fremden Willen zu erfüllen (zu helfen beispielsweise). Aus der Sicht der Energiestrukturen sieht das folgendermaßen aus: Der Magier webt ein Netz aus seinen Energien und wirft dieses Netz wie ein Fischer auf die Aura seines Opfers. Das Fischlein ist so gefangen, und es erfüllt nicht nur drei Wünsche des Fischers, sondern absolut alle.

Ein Mensch bekommt aus dem kosmischen Raum reale Energien, das heißt, es findet ein normaler Energieaustausch statt. Unser biologisches Feld kommuniziert mit dem Raum über unsere Chakren, die die Energie des Raumes einsaugen und diese ins Innere unseres Energiesystems übertragen. Ihnen ist der Energieaustausch zwischen dem Menschen und dem kosmischen Energieinformationsraum zu verdanken.

Aber ohne Information kann es auch keine Energie geben. Der Mensch erhält die Information dank der Kommunikation mit der Umgebung, die über die Chakren stattfindet. Was ist aber, wenn die Umgebung, aus der die Informationen aufgenommen werden, der Wille des Magiers ist? Dann empfängt das Opfer seine Information, also den Befehl, auf eine ganz natürliche Weise und denkt dabei, dass es weiterhin im Raum lebt und mit diesem kommuniziert. In der Tat empfängt man aber nur die eigennützigen Wünsche eines anderen Menschen.

Im Raum befindet sich aber ein sicheres Informationsfeld, das Sie über Ihren Willen erreichen können. Es ist das göttliche Feld, reine Energie. Wenn Sie die Chakren mit dieser Energie schützen, besonders das oberste Chakra, das unser Bewusstsein mit Informationen versorgt, dann beziehen Sie Ihre Information direkt aus der göttlichen Energie.

So traurig das auch sein mag, aber Situationen, in denen ein Mensch einem anderen seinen Willen aufzwingen will, sind in unserem Leben gang und gäbe. Nicht umsonst hat sich in unserer Zeit der Begriff »Zombierung« stark verbreitet. Es sind verschiedene Sekten aufgekommen, deren Mitglieder von einer Idee besessen sind. Das ist der Geist unserer Zeit. Jeder, der in der heutigen Gesellschaft den eigenen Willen und das eigene Bewusstsein behalten will, muss sich daher vor Zombierung schützen können. Aber ausweglose Situationen gibt es nicht: Man kann und muss dagegen kämpfen.

Es gibt eine Vielzahl unterschiedlicher Methoden, um die Psyche und den Willen des Menschen zu beeinflussen. Wir erzählen davon an unserer Akademie und vermitteln Methoden zum Schutz vor Zombierung, wir betonen jedoch immer, dass der wichtigste Schutz die innere Stabilität des Menschen ist, seine moralische Gestalt. Die Gebote aller Religionen haben zum Zweck, diese Gestalt zu bilden. Aber ob heute noch viele an diese Gebote denken, geschweige denn sie befolgen? Wohl eher nicht.

Der Mensch lebt meist für seine egoistischen Interessen, denn »jeder ist sich selbst der Nächste«. Dabei ist dies sein Ego, sein niedrigstes »Ich«, und alle Religionen lehren, dass man sich davon befreien sollte. Denn die Interessen des höheren Ichs, also des Göttlichen im Menschen, stehen oft im Widerspruch zu dem, was ihm die unterste Ebene zuflüstert. Das Ego zieht herunter, das höhere Ich dagegen lässt uns aufsteigen.

In unserer Gesellschaft, die in Eigennutz, Sittenlosigkeit und Aggression erstickt, sehnt sich ein normaler Mensch intuitiv nach dem Geistigen, so wie ein Wanderer in einer dürren, heißen Wüste von Wasser träumt ... Weil Nachfrage vorhanden ist, ist eine Vielzahl von Schulen aufgekommen, die von Liebe, geistiger Entwicklung und Selbstentwicklung sprechen. Aber ob sie alle die hohe Energie, von der sie sprechen, auch haben? Natürlich nicht. Die Zeit, in der eine Vielzahl von Scheinlehrern sowie »Wölfe im Schafspelz« aufkommen, die viele heilige Schriften voraussagten, ist nun gekommen. Die erfahrenen Jäger auf Menschenseelen sprechen von Liebe, werfen aber vielmehr ihre Netze über diese Seelen und ernähren sich von der Energie leichtgläubiger Menschen.

Doch es gibt auch wahre Förderer der geistigen Entwicklung. Und das ist gut so, denn es ist unmöglich, unser Krisenzeitalter zu überwinden, ohne in sich tatsächlich den Geist zu entwickeln. Wie kann man aber die Wahrheit von der Lüge unterscheiden? Denn äußerlich ähneln sich alle Lehrer sehr, und ein unerfahrener Mensch kann sich leicht verlieren. In der Bibel heißt es: »Seht euch vor vor den falschen Propheten, die in Schafspelzen zu euch kommen, inwendig aber sind sie reißende Wölfe. An ihren Früchten sollt ihr sie erkennen.« (Evangelium nach Matthäus, Kapitel 7, 15-16). Das Ergebnis einer Handlung ist daher das Kriterium für ihre Richtigkeit: nützliches Ergebnis – nützliche Handlung. Wir denken allerdings häufig nicht an das Ergebnis, sondern beißen an, wenn man uns mit den von der Wahrheit weit entfernten Erklärungen zu ködern versucht ...

Genau wie eine magische Einwirkung setzt die Zombierung am Charakter eines Menschen an, d. h. an seinen negativen Charakterzügen. Die Magier finden beim Menschen die Schwachstellen bei der Aufnahme der Energien aus dem Raum und schwächen diese noch weiter. Das sieht folgendermaßen aus: Wenn ein Mensch Egoismus, Stolz und ähnliche Schwachstellen hat, stellt er diese über alles andere, er weist ihnen die führende Rolle bei der Wahl seines Verhaltens zu. Mit anderen Worten: Er agiert quasi blind, denn er lebt in seiner inneren Welt, die keine Verbindung mehr hat zum Raum und zur Realität. Schlimmer ist aber noch, dass Magier genau an diesen Schwachstellen ansetzen können, um den Menschen zu manipulieren.

Selbstsuggestion ist eine Kraft, die nicht weniger wichtig ist. Sie ist die ins Innere der eigenen Aura, des eigenen Bewusstseins gerichtete Energie des Menschen, ob bewusst oder unbewusst. Unbewusste Suggestionen sind beispielsweise die Entwicklung von Ängsten, Befürchtungen oder anderen Gefühle. Wir reden uns ein, dass man uns beleidigt hat oder dass wir unglücklich sind, und diese Energie wächst in unserer Aura. Eine solche Selbstsuggestion erfordert vom Menschen keinen Willen, im Gegenteil, sie fördert die Willenlosigkeit.

Aber es gibt noch eine andere Art der Selbstsuggestion, die als autogenes Training bekannt ist. Dabei flößt man sich selbst positive Einstellungen ein. Hier sind Regelmäßigkeit, Ausdauer und ein starker Wille erforderlich. In der Regel benutzt man das autogene Training, um seinen Körper zu entspannen, aber man kann noch viel weitergehen mit dieser Methode. Warum denn nicht sich selbst davon überzeugen, dass die Welt schön und harmonisch ist und dass sie Ihnen nicht feindlich gesinnt ist? Leider leben die meisten Menschen unterbewusst in ständiger Sorge, und jeder wartet nur auf den nächsten Schicksalsschlag. Versuchen Sie, sich beizubringen, dass all das nur Kleinigkeiten des Lebens sind, das Leben aber hauptsächlich schön und wunderbar ist.

Wenn Sie sich gekränkt fühlen, reden Sie sich ein, dass diese Beleidigung vor allem Sie selbst trifft. Doch indem Sie sich von jemandem gekränkt fühlen, stoßen Sie eine große Energieladung ab, die auf diesen Menschen gerichtet ist. Wenn Sie sich vom Schicksal gekränkt fühlen, dann fühlen Sie sich vom Raum gekränkt, und Sie vergessen dabei, dass der Raum riesig und gerecht ist. Nach dem Gesetz des Karmas kommen aber all Ihre Handlungen immer auf Sie zurück – gute wie schlechte. Richten Sie sich nun gegen den Raum, der nur gerecht ist, so müssen Sie die Folgen für diese Fehlentscheidung tragen. Letztendlich schlagen Sie also nur sich selbst.

Sie verstehen einfach nicht die Eigenschaft des Raumes, all Ihre Handlungen, Gedanken und Gefühle zurückzugeben, zu beantworten – und diese Eigenschaft existiert. Verstehen Sie es. Ein Mensch, der die Gesetze des Raumes versteht, hat ein seltsames Gefühl, wenn er die Menschen anschaut, die einander mit Forderungen, Vorwürfen, Beleidigungen, Neid und Nachreden ständig schädigen. Denn sie schlagen ja sich selbst und müssen früher oder später die Früchte ihrer Taten ernten ... So müssen Menschen, die den eigenen materiellen Wohlstand auf Kosten anderer aufgebaut haben, dann selbst mit dem Verlust dieser Geldsummen rechnen. Menschen, die ihren Partner betrügen, finden sich später in einer ähnlichen Situation wieder. Menschen, die in der eigenen Familie oder auf der Arbeit regelrechte Tyrannen sind, leiden oft an irreversiblen Zerstörungen des Knochengewebes der Gelenke und der Wirbelsäule. Menschen, die ihre Kinder wie in der Armee durch Befehl und Unterwerfung erziehen, suchen später fieberhaft nach Methoden, um sie von Alkohol- und Drogensucht oder von Unglück im Privatleben zu befreien.

Menschen, wer soll euch denn helfen, wenn nicht ihr selbst? Hört doch auf, einander zu schaden, den Raum zu schwächen und ihn mit euren absolut unkontrollierbaren Emotionen, Begierden und Leidenschaften zu verzerren und zu verschmutzen. Alles wird mit der Zeit schon wieder werden.

Werden Sie zur Sonne in Ihrer eigenen Familie, und die Familie wird Ihre Nähe suchen. Dazu müssen Sie jedoch vergeben lernen, Sie müssen lernen, Kränkungen oder Ähnliches nicht persönlich zu nehmen und nicht an Ihr Herz zu lassen.

Man kann Sie nur beleidigen – wenn Sie sich selbst beleidigt fühlen wollen!

Man kann Sie nur kränken – wenn Sie dies zulassen!

Aber wenn Sie riesig und stark wie eine mächtige Eiche werden, wenn Sie sich der Sonne, dem Himmel und dem Glauben an die Gerechtigkeit dieser Welt von ganzem Herzen öffnen, wenn Sie sich über all die kleinlichen Gefühle stellen, dann werden Sie sich wundern, warum so viele Menschen in diesem dunklen Schaum baden, denn wenn man höher steigt, ist es dort viel sauberer, angenehmer und interessanter ...

Über diesem dunklen, niedrigen Schaum leuchtet ein erhabener Schein, das ist die Liebe des Raumes zu Ihnen. Strecken Sie sich, hin zu dieser Liebe, und betrachten Sie den Fluss Ihres Lebens ruhig von dieser Höhe aus. Lösen Sie alle Probleme und Aufgaben objektiv und gelassen aus der Sicht Ihres höheren Ichs. *Es gibt nichts Unmögliches. Wäre es nicht lösbar, dann würden Sie dieser Prüfung nicht begegnen.*

Finden Sie Interesse am Leben, denn es ist eine spannende Reise, auf der Überraschungen hinter jeder Kurve auf Sie warten. Erwarten Sie angenehme Überraschungen, und Sie werden diese erleben, denn der menschliche Wille ist ein Magnet. Um glücklich zu werden, muss man es werden wollen. Nur wenn Sie in Ihrer Seele den Magneten der Freude, des absoluten Glaubens schaffen, ziehen Sie Glück in Ihrem Leben an, denn Gleiches und Gleiches zieht sich an. Seien Sie daher glücklich, und lassen Sie sich von den Kräften der Finsternis nicht beirren und an der Nase herumführen.

Autogenes Training 13

WIE ÜBERZEUGT MAN SICH SELBST DAVON, DASS DIE WELT SCHÖN IST ...?

Das Problem eines jeden von uns liegt darin, dass wir den größten Teil unseres Lebens nur mit unseren Sorgen, Ängsten und Plänen beschäftigt sind und uns in keiner Weise um den Lebensraum, der uns umgibt, Sorgen machen. Wir denken, wir existieren unabhängig von ihm und der Raum unabhängig von uns. Gewöhnlich stellen wir uns selbst und die Welt, uns selbst und die Gesellschaft, uns selbst und das Arbeitsteam, uns selbst und die Nachbarn und sogar uns selbst und unsere Familienmitglieder einander gegenüber, statt zu begreifen, dass alles miteinander zusammenhängt. Wir selbst schaffen uns so den Konflikt zwischen den Energien um uns herum.

Wenn Sie sich von Ihren kleinen persönlichen Interessen zu lösen beginnen und sich wie ein Luftballon immer höher über Ihre Familie, Ihre Arbeit, Ihre Stadt, Ihr Land und Ihren Planeten erheben, werden Sie mit Verwunderung feststellen, wie riesig die Welt ist. Sie befinden sich dort, wo sich Ihr Gedanke befindet. Versuchen Sie daher mit Ihrem inneren Blick den ganzen kosmischen oder zumindest den erdnahen Raum zu umfassen, dann können Sie seine Tiefe und Erhabenheit spüren. Versuchen Sie, die Erhabenheit unberührter Natur zu bewundern – und Sie werden spüren, wie harmonisch die höhere Absicht darin verkörpert ist.

Geniale Komponisten und Künstler haben mit ihrem inneren Gespür die Schönheit und die Harmonie der Welt verstanden. Hören Sie sich die berühmten Meisterstücke von Bach, Beethoven, Chopin oder Rachmaninow an: Eine wunderbare Harmonie der Welt kommt in diesen vollkommenen Werken zum Ausdruck. Ich kann Ihnen nur empfehlen, ein Gemälde, das Sie begeistert, zu finden und es als Kopie in Ihre Wohnung zu hängen. Genauso sollte man die Musik, die einen geistig empfindsamer macht, ständig hören. Kurz: Fühlen Sie sich inspiriert! Mehr können Sie für sich und Ihren Körper kaum tun ...

Denken Sie auch öfter einmal über das Schicksal der Welt und das verschiedener Zivilisationen nach, und Sie werden verstehen, dass alles seine Ursachen und Folgen hat. Die Welt ist harmonisch aufgebaut, und nur der Mensch selbst kann sie mit seinen Gedanken, Gefühlen und Handlungen verzerren. Versuchen Sie, bei sich selbst anzufangen und das nicht zu tun. Rechtfertigen Sie sich nicht damit, dass alle falsch leben, wie jemand, der durch eine dreckige Straße geht und sich nicht scheut, auch seine Kippe auf den Boden zu werfen. Damit die Welt reiner wird, muss irgendjemand als Erster aufhören, sie zu verschmutzen.

Die Welt ist das erhabene Prinzip, von dem es geschaffen wurde, es ist schön und harmonisch. Wenn Sie innere Harmonie in sich finden, akzeptieren Sie sich selbst und verstehen, dass Sie absolut das Recht haben, so zu existieren, wie Sie jetzt sind. Und dann wird die Welt Sie aufnehmen. Sie werden an sich Ihr höheres Wesen akzeptieren und sich selbst alle vermeintlichen Fehler verzeihen. Sie lassen sich nicht mehr von ihnen quälen, sie bringen die Energien Ihrer Aura und des Raumes nicht mehr aus dem Gleichgewicht. Das ist der Sinn der Aussage: »Wenn Sie sich selbst annehmen, nimmt auch die Welt Sie an.«

Worauf muss man denn in sich selbst verzichten, um die Welt zu gewinnen? Natürlich auf sein eigenes niedriges Ich, auf sein Ego, das Sie nicht mit dem Raum versöhnen kann. Wenn Sie sich nur um Ihre von niedrigen Beweggründen gesteuerten persönlichen Interessen kümmern, grenzen Sie sich freiwillig von der Welt ab, so als wollten Sie mit ihr nichts zu tun haben. Wenn Sie aber auf das Niedrige verzichten, steigen Sie zu Ihrem höheren, weisen Ich auf, und dieses Ich wird Sie mit der Welt verschmelzen, weil die Welt, wie bereits erwähnt, Harmonie ist. Kürzer gesagt: »Verzichten Sie auf Ihr kleines Ego, und gewinnen Sie die Welt.« So taten es alle erleuchteten Geister – und sie gewannen die Verbindung zum Raum.

Dementsprechend gibt es auch keinen Widerspruch zwischen den Aussagen »es ist notwendig, sich selbst zu lieben« und »sich selbst zu lieben, das ist kein großer Verdienst«. Im zweiten Fall ist das selbstverliebte, begrenzte Ich gemeint, das überhaupt keine geistigen Kräfte und Arbeit erfordert. Um sich selbst dagegen so akzeptieren zu lernen, wie einen die erhabene Weltschöpfung geschaffen hat und an sich das höchste Prinzip zu erkennen, um sich so zu lieben, wie der Raum Sie liebt – dafür ist große geistige Arbeit und eine lange Zeitspanne notwendig. Es ist ein langer Weg, aber er lohnt sich. Viel Glück!

Selbstkontrolle

An der Entwicklungsakademie bringen wir den Hörern bei, wie sie schädliche Einflüsse von außen vermeiden, wie sie sich also vor (magischen) Energieverseuchungen schützen können. Dazu muss man vor allem verstehen, dass sich alle magischen Einwirkungen an Charakterzügen von uns festsetzen, die ihnen in ihrer Schwingung entsprechen: Hass, Erbitterung und Eigennutz ziehen wie ein Magnet schwere Energieschichten an. Solange wir in unserem Inneren ein noch so geringfügiges und unauffälliges negatives Gefühl haben, können wir daher ständig zur Beute eines stärkeren Menschen oder eines Magiers werden, da er etwas findet, wo er ansetzen kann.

Versuchen Sie zu beobachten, welche negativen Saiten ganz leise in Ihrem Herzen vibrieren, denn Sie unterliegen vollkommen ihrem Einfluss, auch wenn sie noch so subtil sind. Ich denke, Sie wissen bereits, dass Sie sich starken negativen Gefühlen wie Geiz, Schuldgefühlen und Verzweiflung widersetzen und sie analysieren können, aber kleinere schädliche Gedankengänge bemerken Sie meist nicht. Aber das ist genau das Wichtigste. Denn, wie gesagt, jede negative Einwirkung ist nur dann möglich, wenn Sie dieser in irgendeiner Form entsprechen. Jeder negative Gedanke und alle negativen Gefühle sollten daher sofort aus Ihrem Herz und aus Ihrem Kopf entfernt werden. Wenn Sie einen negativen Gedanken aber weiterspinnen und ihn sich entwickeln lassen, dann verstärken Sie die negativen Vibrationen in sich. Nach dem Prinzip »Gleiches zieht Gleiches an« werden dann negative Vibrationen von außen angezogen. Wenn Sie nicht damit aufhören, wächst diese riesige Kugel negativer mentaler Energie in Ihrem Feld stetig weiter an und zieht weiter negativen Vibrationen an. Wenn sich Ihre innere negative Ladung mit der negativen Ladung der Einwirkung verbindet, sind Sie völlig unterworfen und versklavt – durch Ihr eigenes Werk.

Sind in Ihrem Feld allerdings keine negativen Vibrationen vorhanden, werden auch keine negativen Gedanken und Gefühle angezogen oder in dieses Feld eindringen – selbst wenn solche in Ihrem Umfeld sein sollten. Sie werden sich vielmehr auflösen und zergehen, weil die höheren Energien immer stärker sind.

Das erste Mittel gegen jede Energieverseuchung ist Lebensfreude und die Fähigkeit, nicht nur nach außen hin zu lächeln, sondern innerlich allen zu vergeben und gelassen zu bleiben. Wenn Sie jemand verletzt, sollten Sie ihm sofort (wirklich) vergeben und dabei sagen: »Gott gebe dir eine gute Gesundheit.« Stauen Sie das Negative nicht in sich an, dann kann das Böse von nichts mehr angezogen werden. Lernen Sie, Freude am Leben zu finden.

Beobachten Sie Ihre Gedanken, denn Gedanken und Gefühle steuern unser Leben. In sich ausgeglichene Menschen, die nur von guten Gedanken beseelt sind, können zudem eine Verschmelzung mit dem Raum eingehen, was auch die Gesundheit fördert.

Das Gesagte lässt sich mit einem berühmten russischen Aphorismus zusammenfassen: »Der Ertrinkende kann sich nur selbst retten.«

In allen Zeiten, Zivilisationen und in allen Religionen wurden den Menschen die wichtigsten Regeln zur Kommunikation mit dem Raum gegeben, damit diese Kommunikation reibungslos verläuft und die Menschen die Möglichkeit hatten, sich weiterzuentwickeln. Aber diese Regeln sind schwer zu befolgen ... Es fällt uns ja schon schwer, unsere Tagesordnung genau einzuhalten! Noch schwerer, viel schwerer fällt es uns aber, auf unsere geliebten Gewohnheiten zu verzichten – sich gekränkt fühlen, fordern, beneiden ... Beobachten Sie, wie sehr Sie noch davon durchdrungen sind. Das ist sowohl eine Verzerrung eigener Energien als auch die Verzerrung der Energien des Raumes. Wer wird Ihr Herz von diesen lästigen Gästen befreien? Die Antwort ist Ihnen bekannt ... Aber das ist Arbeit, die schwerste Arbeit in Ihrem Leben.

Die geistige Arbeit des Menschen an sich selbst ist eine schwere Arbeit und weder mit körperlicher noch mit intellektueller Arbeit zu vergleichen. Selig sei, wer diese Arbeit für sich selbst spannend und heiter gestalten kann. Denn am Ende dieses schwierigen Lebensweges, wenn man seinen Weg richtig beschritten hat, erwartet den Menschen eine helle Sonne, die Glück, Liebe und Wärme ausstrahlt. Wie schön ist es, wenn Ihr Lebensweg der Weg zur Sonne wird ...

Wenn man sein Ziel kennt, kann man vieles auf seinem Weg bewältigen, daher soll Ihnen das Bild der Sonne, die Sie als Belohnung für einen richtigen Lebensweg erwartet, Kraft verleihen. Ich freue mich, wenn diese kleine Sammlung an Lebenswahrheiten Sie auf dem nicht einfachen Weg Ihres Lebens begleiten darf. Und ich wünsche Ihnen, treue Gefährten zu finden, wie wir sie in unserem Zentrum »The Way To The Sun« und an der Svetlana Peunova-Entwicklungsakademie gefunden haben. Vielleicht sollten wir diesen Weg gemeinsam gehen?

Wir bekamen als Geschenk,
was nur Gott uns Menschen schenkt: unser Leben.
Doch nicht immer wissen wir,
wie man dieses Leben lebt,
welchen Weg von hunderten man wählen sollte,
weil man niemals sicher ist,
wo man etwas findet oder verliert.
Haben aber Gott und du die Macht,
so wirst du zum Glück gebracht!

Viel Glück.

---

* Die angegebenen Titel sind allesamt lediglich wörtliche Übersetzungen ins Deutsche; diese Bücher sind bislang noch nicht in deutscher Sprache erschienen.

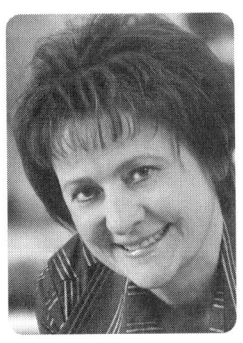

Zur Autorin

Svetlana Peunova ist eine russische Heilerin, die ein eigenes Gesundheitssystem zur Reinigung und Verjüngung des Organismus entwickelt hat. Sie hat zahlreiche Bücher zur Persönlichkeitsentwicklung und zu den elementaren Wahrheiten des Lebens veröffentlicht. Daneben hat sie die Svetlana Peunova-Entwicklungsakademie ins Leben gerufen.

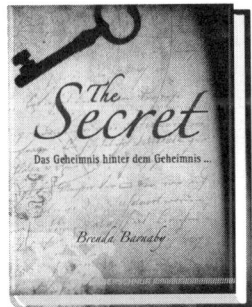

Brenda Barnaby

The Secret

Das Geheimnis hinter dem Geheimnis ...

Einen Blick hinter die Geheimnisse des Weltbestsellers "The Secret" wirft die englische Psychologin und Autorin Brenda Barnaby und liefert damit eine willkommene Ergänzung und Erweiterung, die die Erkenntnisse von "The Secret" hinterfragt und den tieferen Sinn der Erklärungen deutlicher macht. Damit ist ein Führer zum besseren Verständnis der eigenen geistigen Fähigkeiten entstanden, der es jedem erlaubt, ein Leben voller Erfolg, Wohlstand und Gesundheit zu führen.
Ein seltenes und wertvolles Buch, das das Leben wahrhaft verändern und geheime Wünsche realisierbar machen kann.

184 Seiten, gebunden
ISBN 978-3-89845-242-7
€ [D] 17,90

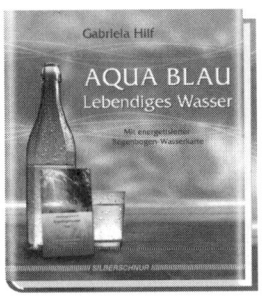

Gabriela Hilf

Aqua Blau – Lebendiges Wasser

mit energetisierter Regenbogen-Wasserkarte

Wasser als Energiespeicher ist spätestens seit Masuru Emotos Forschungen vielen ein Begriff, und auch nahezu jeder weiß, wie wichtig es ist, seinem Körper nur hochwertiges Wasser mit harmonischer Ladung zuzuführen. – Dem steht nun nichts mehr im Weg, denn Gabriela Hilf stellt in ihrem neuen Buch nicht nur eindrucksvoll vor, welch tief greifende Rolle Wasser als Balsam für Körper und Seele in unserem täglichen Leben spielt, sondern hat auch spezielle Wasser-Energie-Karten mit inliegendem Chip entwickelt, mit deren Hilfe selbst Leitungswasser zu Heilwasser umgewandelt werden kann ... Eine energetisierte Regenbogen-Energie-Karte liegt jedem Buch bei.

128 Seiten, gebunden, mit beiliegender Wasserenergiekarte
ISBN 978-3-89845-246-5
€ [D] 17,90

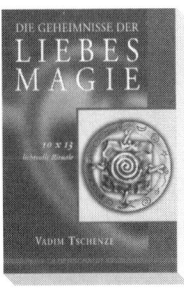

Vadim Tschenze

Die Geheimnisse der Liebesmagie

10 x 13 lichtvolle Rituale

Wir alle wissen: Es ist schon schwierig genug, einen Partner fürs Leben zu finden – doch selbst wenn man endlich das passende Exemplar im Auge hat, heißt das noch lange nicht, dass dem Happy End damit nichts mehr im Wege steht ... Damit Sie Ihren Wunschpartner fortan nicht mehr ziehen lassen müssen, hat Bestsellerautor Vadim Tschenze unzählige Liebesrituale für Sie zusammengestellt, die Ihnen dabei helfen, die Liebe in Ihrem Leben zu halten, unliebsame Konkurrenten lahmzulegen oder auch die Zuneigung zwischen Ihnen und Ihrem Partner zu intensivieren. Die Rituale selbst sind dabei bewusst sehr einfach gehalten, damit Ihnen das "Nachzaubern" keinerlei Probleme bereitet und Ihrem Glück nichts mehr im Weg steht ...

240 Seiten, broschiert
ISBN 978-3-89845-252-6
€ [D] 6,95

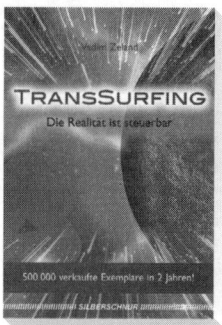

232 Seiten, broschiert
ISBN 978-3-89845-154-3
€ [D] 14,90

Vadim Zeland

Transsurfing

Realität ist steuerbar

Dieses Buch löste in Russland eine wahre Revolution aus. Die Realität ist steuerbar! Wir alle glauben, wir seien abhängig von den äußeren Umständen – dabei ist es genau umgekehrt! Ihre innere Wirklichkeit kreiert die äußere Realität. So erfüllen sich Wünsche, Träume verwirklichen sich ...
Transsurfing ist eine mächtige Technologie zur Realitätssteuerung. Alle, die sich mit Transsurfing beschäftigen, erleben eine Überraschung, die an Begeisterung grenzt. Die Umgebung eines Transsurfers verändert sich beinahe augenblicklich auf eine unbegreifbare Weise.
Das hat nichts mit Mystik zu tun. Das ist real.

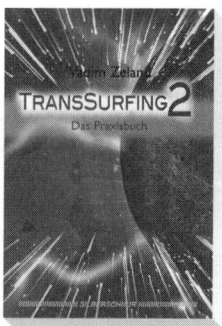

240 Seiten, broschiert
ISBN 978-3-89845-201-4
€ [D] 14,90

Vadim Zeland

Transsurfing 2

Das Praxisbuch

Unsere Wünsche und Träume gehen nicht in Erfüllung, aber dafür werden unsere schlimmsten Befürchtungen wahr. Doch könnte es nicht auch ganz anders sein? – Durchaus, und in diesem Buch werden Sie erfahren, wie das möglich ist. Transsurfing ist eine Methode zur Steuerung Ihres Lebens, indem alle falschen Beschränkungen einfach gesprengt werden. Sie lernen hier eine völlig neue Art des Denkens und Handelns kennen, durch die es tatsächlich möglich wird, das lang Ersehnte zu erhalten! – Die Umgebung eines Transsurfers verwandelt sich auf unbegreifliche Weise buchstäblich vor dessen eigenen Augen...

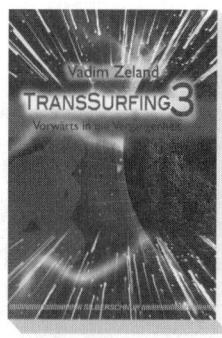

240 Seiten, broschiert
ISBN 978-3-89845-253-3
€ [D] 14,90

Vadim Zeland

Transsurfing 3

Vorwärts in die Vergangenheit

Im dritten Band der Erfolgsreihe beschäftigt sich Vadim Zeland damit, wie man sich auf der Zeitskala sowohl vorwärts als auch rückwärts bewegen kann. Das ist kein Trick und auch kein reines Gedankenexperiment, das hat nichts mit Astralreisen oder einfach nur mit dem Reich der Träume zu tun. Vielmehr kann jeder seine Bewegungen durch Raum und Zeit tatsächlich spüren, denn der Vorgang beruht auf einer einfachen Handlung: der Transaktion, die Sie in diesem Buch erlernen können. Sie werden dabei schnell erkennen, dass Ihre Möglichkeiten allein durch Ihre eigenen Absichten begrenzt sind ...

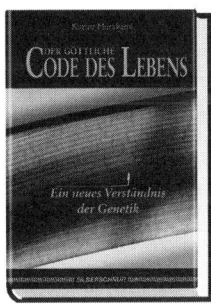

152 Seiten, gebunden
ISBN 978-3-89845-226-7
€ [D] 14,90

Kazuo Murakami

Der göttliche Code des Lebens

Ein neues Verständnis der Genetik

Dieses in viele Sprachen übersetzte Buch ist einer der besten Beiträge zur Frage der Interaktion zwischen Genen, Umwelt und Bewusstsein. Der japanische Biowissenschaftler Murakami geht der Frage nach, ob positive Gefühle Gene aktivieren können oder, anders ausgedrückt, ob der Geist etwas mit dem körperlichen Wohlbefinden zu tun hat.
Glück, Freude, Inspiration oder Dankbarkeit können nützliche Gene aktivieren - das ist das Ergebnis der Forschungen dieses Genetikers, der seine Erkenntnisse in diesem Buch in klarer und allgemeinverständlicher Form darlegt - und so endlich der weit verbreiteten These, das Schicksal sei bereits im Genom festgelegt, eine deutliche Absage erteilt.

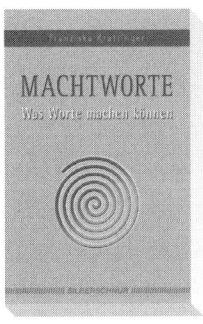

256 Seiten, broschiert
ISBN 978-3-89845-232-8
€ [D] 12,90

Franziska Krattinger

Machtworte

Was Worte machen können

Dass sich mit dem richtigen Wort zur rechten Zeit jede Situation verändern lässt, je nachdem, welche Energie mit diesem Wort in die entsprechende Situation strömt, haben schon viele Menschen selbst erfahren.
Schaltworte, Kraftworte – die Autorin stellt in diesem Buch 72 solcher Worte mit magischer Wirkung vor und führt uns gleichzeitig eindrucksvoll die Macht des Wortes vor...
Denn eines dieser magischen Worte genügt schon, um einen unterbrochenen energetischen Fluss wieder zum Fließen zu bringen – und so alles wieder in die richtige Bahn zu lenken!

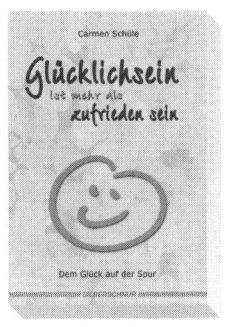

288 Seiten, broschiert
ISBN 978-3-89845-212-0
€ [D] 14,90

Carmen Schüle

Glücklichsein ist mehr als zufrieden sein

Dem Glück auf der Spur

Eigentlich sind Sie bisher gut auf Ihrem Weg vorangekommen – aber irgendein Element fehlt noch zu Ihrem Glück? Nur welches? Kann es sein, dass Ihnen noch alte Prägungen oder Verhaltensweisen unbemerkt wie kleine Teufelchen immer wieder ein Bein stellen? Oder reagieren Ihre Gefühle nicht so, wie Sie sich das wünschen? Möchten Sie mehr über Ihren urpersönlichen roten Faden erfahren, damit Sie in Zukunft Ereignisse bewusster in Ihr Leben einordnen und daran wachsen können? – Lernen Sie an mehreren spannend zu lesenden Fallbeispielen die größeren Zusammenhänge des Lebens kennen – und finden Sie von Zufriedenheit endlich zu dauerhaftem Glück...

Weiterführende Informationen zu
Büchern, Autoren und den Aktivitäten
des Silberschnur Verlages erhalten Sie unter:
www.silberschnur.de oder durch
die Zusendung der beiliegenden *Postkarte*.

Ihr Interesse wird belohnt!